Feichtinger/Niedan-Feichtinger

Schüßler für Körper und Seele

Thomas Feichtinger/Susana Niedan-Feichtinger

Schüßler für Körper und Seele

- So finden Sie die passenden Mineralstoffe für Ihre persönliche Situation
- Wie Sie individuell vorbeugen und erfolgreich behandeln
- Für ein interessantes und spannendes Leben

Haug

Bibliografische Information der Deutschen Bibliothek
Die Deutsche Bibliothek verzeichnet diese Publikation in der Deutschen Nationalbibliografie; detaillierte bibliografische Daten sind im Internet über http://dnb.ddb.de abrufbar

Programmplanung: Dr. Elvira Weißmann-Orzlowski
Lektorat: Jutta Martini
Umschlagfotos: Mauritius; Fotos Innenteil: Fridhelm Volk (S. 139); Norber Reismann (S. 13, 91, 144); alle übrigen: MEV-Verlag, Augsburg; creativ coll. Verlag, Freiburg; Photodisc, Seattle; Corel Stock, Ottawa
Umschlaggestaltung: Cyclus · Visuelle Kommunikation, Stuttgart
Satz: Sabine Seifert · Satz/Grafik/Lektorat
Druck und Verarbeitung: Westermann Druck Zwickau GmbH

ISBN 3-8304-2168-0 1 2 3 4 5

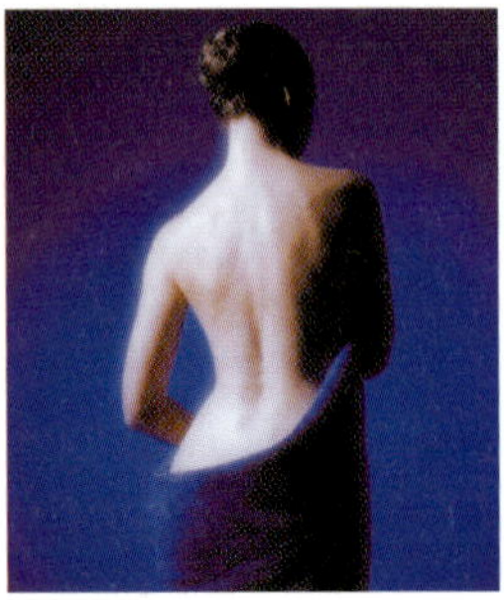

Körper und Charakter

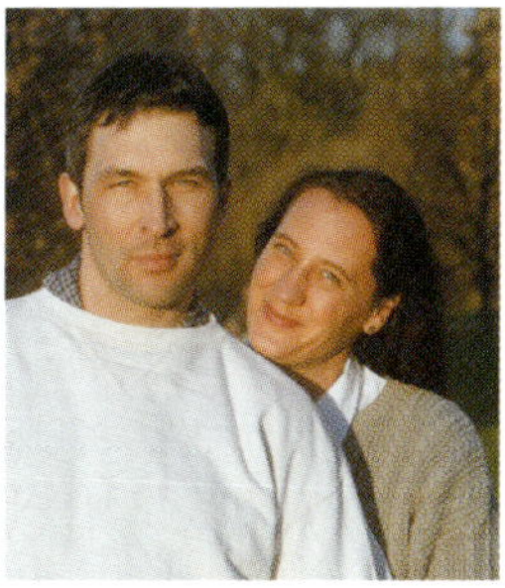

Schüßler-Mineralstoffe und ihre Charaktersegmente

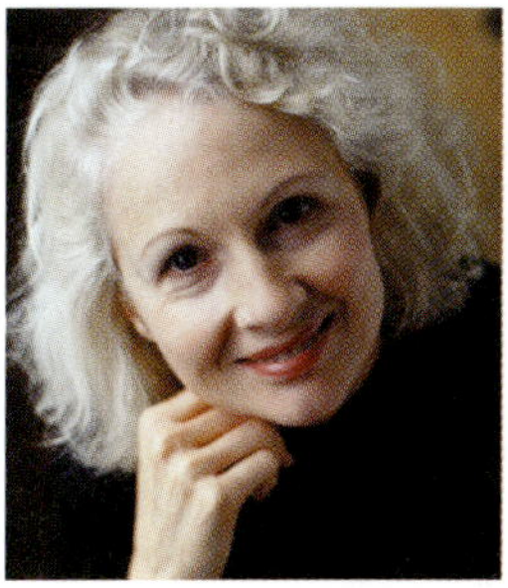

Der Mensch hinter den Charakterlandschaften

Einleitung

Ein Schlüsselerlebnis veranlasste mich zur Erforschung der verschiedenen Ebenen im Menschen, denn ich erfuhr am eigenen Leib, dass die beste Behandlung nichts ausrichtet, wenn nicht alle relevanten Ebenen beachtet werden. Eine beidseitige Hüftkopfnekrose bereitete mir nicht nur große Schmerzen, sondern ich musste auch an Krücken gehen. Auf der Suche nach Hilfe ließ ich mich von einem Arzt mit Homöopathie und Akupunktur behandeln. Nach der Behandlung strömte es warm durch meinen Körper und ich verspürte keine Schmerzen mehr. Ich schöpfte große Hoffnungen, dass ich nun von den Problemen befreit sei.

Doch leider war dem nicht so. Zu Hause angekommen, stellten sich nach ungefähr drei Tagen die Beschwerden wieder ein. Der Grund waren Erdstrahlen. Das Haus, in dem ich wohnte, wurde dann von einem Radiästheten entstört, meine Beschwerden besserten sich.

Energie

Der energetische Bereich hat mehr Einfluss auf den Menschen, als viele denken. Er ist eine weitere Ebene neben Körper und Seele.

Die Krankheit deprimierte mich. Ich arbeitete als Sportlehrer und war nun plötzlich monatelang krank geschrieben, wo ich doch die vergangenen 25 Jahre höchstens 2 bis 3 Tage gefehlt hatte. Heute weiß ich, dass ich an einer Depression litt, aber niemand riet mir zu einer Psychotherapie oder wenigstens einer fachlichen Beratung, um mit meinen seelischen Problemen fertig zu werden.

Ich entschied mich schließlich für die Frühpension, denn ich war nicht mehr in der Lage, meine Arbeit als Lehrer ordentlich zu verrichten. So kam es, dass ich gar nicht unbedingt wegen der Krankheit, sondern durch mein inneres Leiden an dem körperlichen Leiden meinen Dienst quittierte. Ich absolvierte dann eine Ausbildung in Existenzanalyse und Logotherapie nach Viktor E. Frankl und konnte mit der Zeit weitere Ebenen und Schichten differenzieren: die gedankliche, die charakterliche und die personale oder geistige. Im Laufe der Zeit kristallisierte sich mein heutiges Verständnis vom Menschen heraus.

Auch im Bereich der Energie bildete ich mich weiter. Dabei geht es ja nicht nur um Erdstrahlen, sondern vor allem um das Energiefeld des Menschen und die Energiefeldhygiene, die ein jeder betreiben kann. Es zeigte sich, dass auch Farben großen Einfluss ausüben.

Die Ausbildung zum Supervisor in Einzel-, Gruppen- und Teamarbeit im Bereich Gestalttherapie und die intensive Beschäftigung mit der klientenzentrierten Therapie Carl Rogers' erweiterten meine Kompetenzen in der Begleitung von Menschen wesentlich.

Nicht zuletzt durch die Erfahrungen bei der Beratung vieler Menschen erkannte ich, dass eine effiziente Hilfe nur möglich ist, wenn man einen Zugang zu der Vielschichtigkeit des Menschen bekommt. Mit der Zeit formte sich für mich ein System, mit dem ich den Menschen in all seiner Komplexität erkennen kann. So habe ich mich bemüht, den Menschen in all seiner Vielschichtigkeit zu sehen, mit all seinen wunderbaren Fähigkeiten und Möglichkeiten.

Die Vielschichtigkeit des Menschen

Der Mensch besteht nicht nur aus Körper und Seele. Es gibt weitere Bereiche, die ebenso wichtig sind. Nichts, was der Mensch erlebt, soll ausgeklammert oder verleugnet werden.

Es kristallisierte sich ein System oder eine Methode heraus, das nicht nur die Mineralstoffe nach Dr. Schüßler, sondern viele weitere Bereiche umfasst, auf körperlicher, aber auch auf anderen Ebenen, die in diesem Buch näher beschrieben werden.

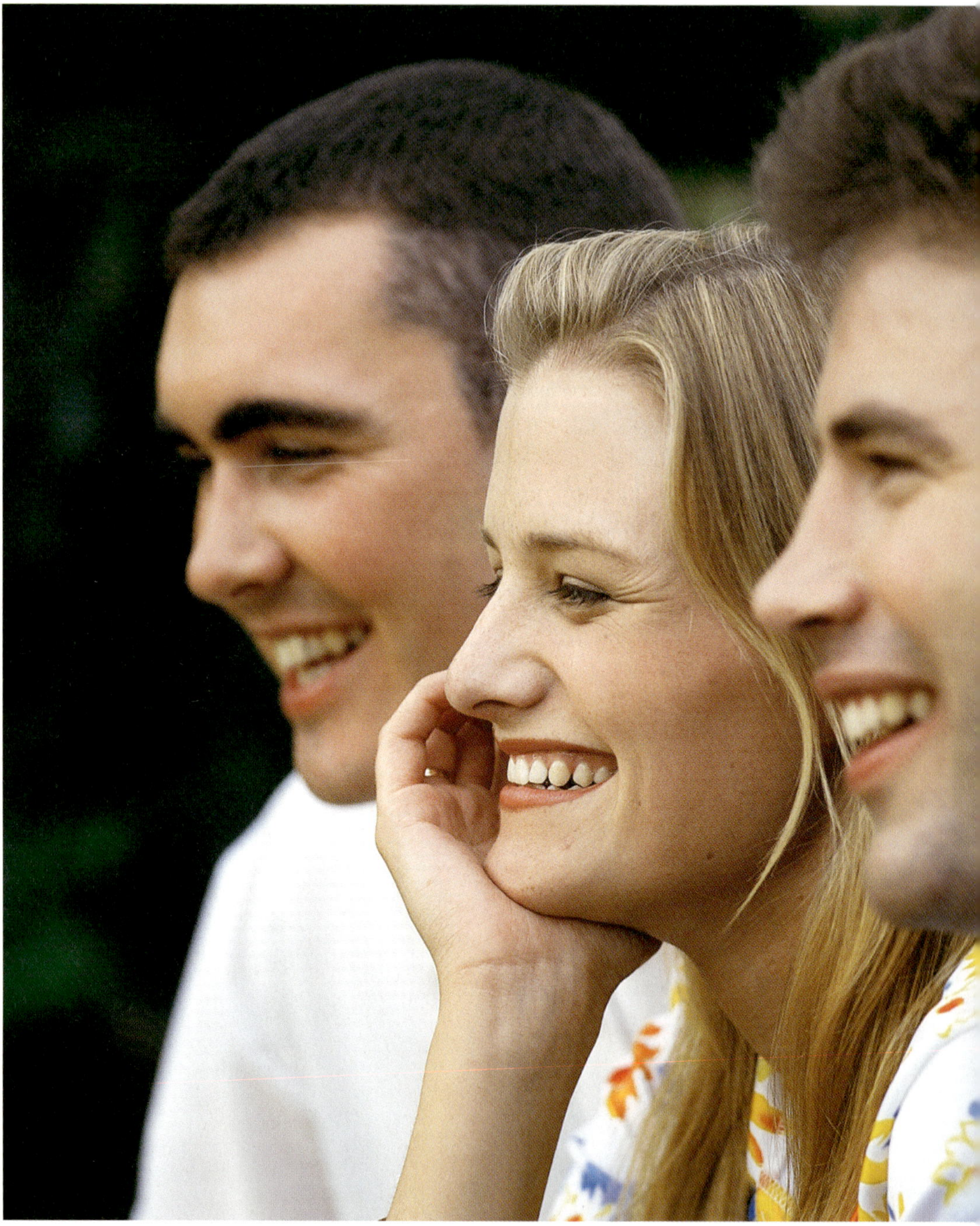

Der Mensch – ein Individuum

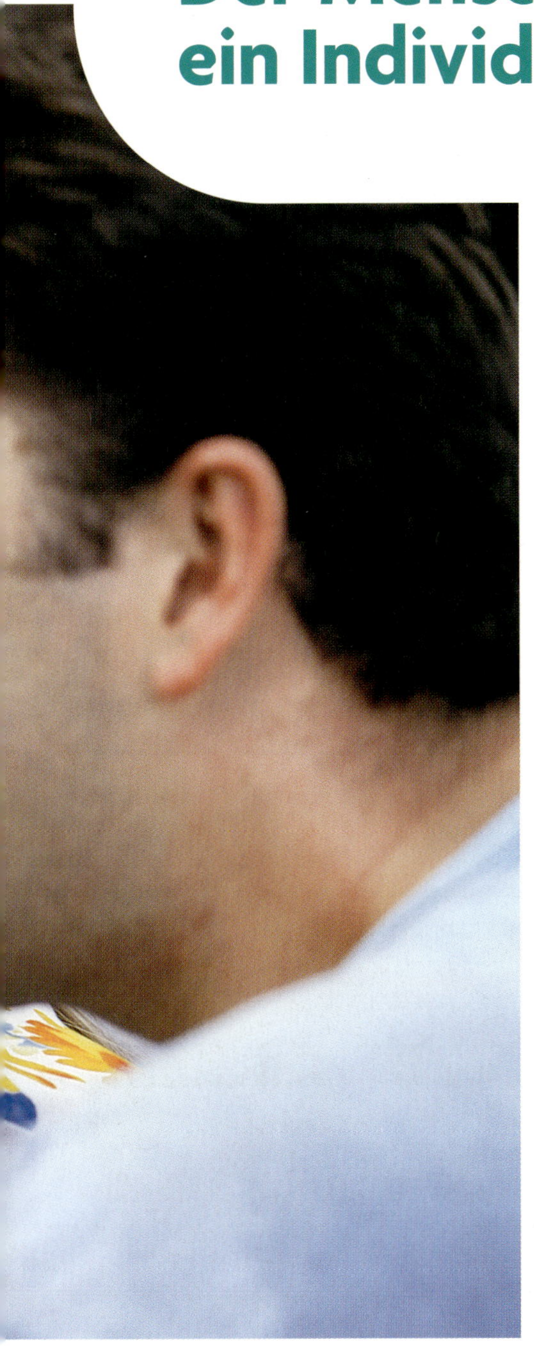

Die klassische Medizin teilt den Menschen in den Körper und die Seele. Wichtig für das Wohlergehen und langfristige Heilerfolge ist allerdings eine ganzheitliche Sichtweise. Ein neues System von Ebenen verdeutlicht die Vielschichtigkeit eines jeden Einzelnen und gibt neue Ansätze für dauerhafte Gesundheit.

Zweiteilung in Körper und Seele

Viele Menschen stellen fest, dass ihr Leiden nicht gesehen oder ernst genommen wird. Das Problem erhält einen Namen, ein Medikament, eine Therapie – und trotzdem: es passt nicht so richtig. Der leidende Mensch findet sich nicht in dem wieder, was bearbeitet wird. Vielleicht konnte er sein Leiden nicht richtig beschreiben oder er ist beim falschen Therapeuten. Es könnte aber auch sein, dass die Ebene nicht gesehen wird, auf der die Ursache seiner Probleme liegt.

Gut zu wissen

Das Individuum

Individuus, der lateinische Ursprung des Wortes Individuum, heißt unteilbar. Doch im Laufe vieler Jahrhunderte wurde der Mensch hauptsächlich aus einem philosophischen Verständnis heraus aufgeteilt, das in die Naturwissenschaft mündete.

Weit haben sich Körper und die Seele auseinander gelebt. Auf der einen Seite gibt es die körperbetonte Medizin, auf der anderen Seite die seelenorientierte Religion. Für viele Menschen ist das religiöse Leben im Rahmen der Kirche heute kaum mehr ein Thema, deshalb blieb für viele nur mehr der Körper. Doch auf der körperlichen Ebene lassen sich viele Leiden gar nicht behandeln, da sie weder von der „seelenlosen“ Medizin noch von der „körperlosen“ Seelsorge (oder „körperlosen“ Psychotherapie) erfasst werden. Der Mensch wird in seiner Ganzheit kaum noch gesehen, auch nicht von den modernen Seelsorgern, den Psychotherapeuten.

Viele Menschen wissen auf einer ganz tiefen Ebene, dass ihr körperliches Leiden Ursachen hat, die nicht auf einem gestörten Organismus, einem gestörten Stoffwechsel oder auf dem Fehlen von Vitaminen oder Hormonen beruhen. Sie wissen, dass die Wurzeln ihrer Probleme woanders liegen. Aber sie wissen nicht, wo genau.

Umgekehrt spürt mancher während einer Psychotherapie, dass sein Problem nicht auf der psychischen Ebene liegt, auch wenn alle körperlichen Befunde in Ordnung sind. Dann kann es sich um ein verborgenes somatopsychisches Leiden handeln, bei dem der Mensch psychisch leidet, weil sein körperliches Leiden bislang unerkannt blieb.

Gut zu wissen

Alles Hypochonder?

Der Anteil der Menschen, deren Leiden nicht in entsprechender Weise erkannt, wahrgenommen und therapiert werden kann, ist relativ hoch. Daran verzweifeln viele, weil sie schließlich als Hypochonder abgestempelt werden. Sie beginnen sogar, an sich selbst und ihren Wahrnehmungen zu zweifeln.

Manche Ratsuchende spüren genau, dass ihre Problematik mit dem Auseinanderdividieren von Körper und Seele zu tun hat. Sie werden nicht mehr als ganzer Mensch gesehen. Die Frage nach der Ganzheit des Menschen erfüllt immer wieder Suchende und Helfende. So prägte Stephano Sabetti den Ausdruck „Psychoemosomatik“, der die Psychosomatik, die Körper (Soma) und Seele (Psyche) wieder als Ganzheit sehen möchte, um die Gefühle (Emotionen) erweiterte. Es stellt sich allerdings die Frage, ob die Gefühle nun zur Seele gehören oder nicht. Allein diese Frage zeigt, dass die Menschen eigentlich gar keine klare Vorstellung von dem haben, was sie unter Seele verstehen.

Viele Menschen wissen, dass die Wurzeln ihrer Probleme nicht in der körperlichen Ebene liegen.

Krankheit als Sprache der Seele

„Woran die Seele nicht arbeiten will, daran muss der Körper leiden!" Dieser Satz hat schon manchem Menschen das Leben schwer gemacht: Wäre er nämlich richtig, könnte man in jedes Leiden eine Verweigerung des Betroffenen hineininterpretieren, sich seinen inneren Problemen zu stellen. So einfach ist es nun aber wirklich nicht!

Bei der Suche nach einem Schlüssel für psychische Belastungen bei körperlichen Symptomen sollte der wahre Hintergrund erkennbar sein. Die Formulierung „seelische Belastungen" verdeutlicht nicht, wo denn die Belastung tatsächlich herkommt. Ist es ein den gesamten Menschen betreffendes Problem oder ist es auf eine Ebene beschränkt, wirkt sich aber auf die anderen mehr oder weniger stark aus?

Bei einer gebeugten Haltung ist es möglich, dass der Betreffende einen im Nackenbereich belasteten Schlafplatz hat. Es kann aber auch durch eine Haltungsschwäche durch Defizite im körperlichen Bereich oder der übermächtige Druck eines Vorgesetzten, dem man sich gebeugt hat, verursacht sein. Oder ist es etwa der Druck von Strukturen, die im Über-Ich bzw. Eltern-Ich beheimatet sind?

Gut zu wissen

Ganzheitlichkeit

Nimmt man den ganzheitlichen Ansatz ernst, lassen sich die Hintergründe nicht mehr so einfach bestimmen. Die Entdeckung der wahren Hintergründe, die den Menschen in seiner Ganzheit berücksichtigt, ist ein sehr sensibler und diffiziler Prozess.

Vielfach werden in Büchern Deutungsmöglichkeiten beschrieben, wie körperliche Störungen verstanden werden können. Vorherrschend ist dabei die Botschaft von der Zweiteilung des Menschen und die eindeutige Zuordnung körperlicher Störungen zu so genannten

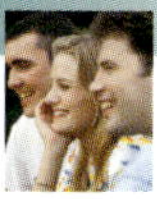

seelischen Störungen. Soll es jedoch um einen ganzheitlichen Ansatz gehen, müssen weitere spezifische Ebenen formuliert werden. Alle Prozesse, die im gesamten System Mensch ablaufen, haben ihren Ausdruck auf allen diesen Ebenen oder zeigen sich dort.

Nun könnte man einwerfen, dass man nicht alles zeigen muss, was innerlich stattfindet. In diesem Fall ist der Mensch bemüht zu verbergen, was ihn bewegt. Auf der körperlichen Ebene werden dann Bewegungen sichtbar, die als Symbol für Abkapselung, Verschließung oder Einigelung verstanden werden können. Die zutiefst aus der personalen Ebene kommende Bewegung des Sichzurückziehens setzt sich über die charakterliche und gedankliche Ebene fort und wirkt sich als Reduktion der Strahlkraft der Farben und des Energiefeldes aus, was von entsprechenden Gefühlen begleitet wird. Schließlich und endlich zeigt sich das auch auf der körperlichen Ebene. Es ist also nicht die Sprache der Seele, sondern ein auf anderen Ebenen stattfindender Vorgang, der sich auch auf der körperlichen Ebene vollzieht.

So gesehen sind die Phänomene, die am Körper gesehen werden können, nicht als Sprache einer dahinterliegenden Seele zu verstehen, sondern als Ausdruck eines gesamtmenschlichen Prozesses, der auch auf der körperlichen Ebene stattfindet.

HINWEIS

Der Körper ist kein Vehikel, mit dem sich der Mensch durch die Welt bewegt, sondern er ist dieser Körper auf der materiellen Ebene.

HINWEIS

Der ganze Mensch sollte immer ins Blickfeld gerückt werden, ganz gleich welche Therapie angewendet wird.

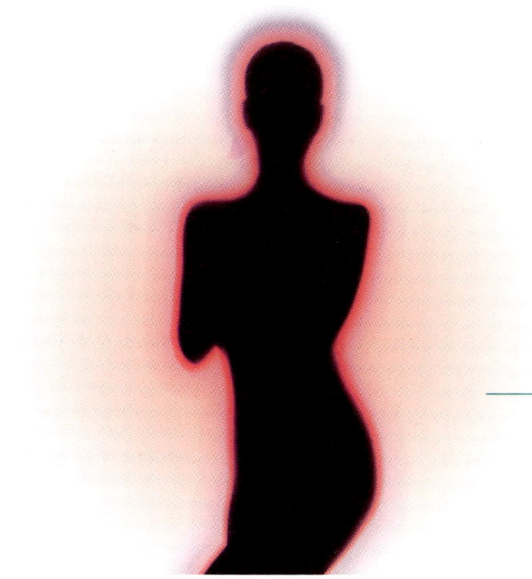

Probleme zeigen sich auch an Veränderungen der Aura.

Die sieben Ebenen des Menschen

Häufig spüren Menschen, dass ihr Problem nicht erkannt oder an ihm vorbei therapiert wird, dass etwa Beschwerden, die vom Energiefeld herrühren, auf der körperlichen Ebene angegangen werden.

Gut zu wissen

Die richtige Ebene erkennen

Es ist von großer Bedeutung herauszufinden, auf welcher Ebene oder Schicht die Betriebsstörungen zu suchen sind; welche Blockaden, Verwicklungen, Verstrickungen, äußeren Zwänge, innere Zwanghaftigkeiten oder was immer sonst das Leben beeinträchtigt. Diese Orientierung ist auch notwendig, um zu erkennen, in welchem Bereich die Interventionen und Maßnahmen ansetzen müssen. Daraus wird ersichtlich, ob sie auf Dauer Erfolg haben können oder nur geeignet sind, Beschwerden abzuschwächen.

Trifft eine Maßnahme genau die Ebene, auf der die Problematik liegt, ist eine dauerhafte Hilfe möglich. Wird allerdings auf einer nicht dafür ursächlichen Ebene gearbeitet, greift die Therapie nur mühsam oder bringt nur für kurze Zeit Erleichterung. Der therapeutische Nutzen ist eine weitere Begründung für die modellhafte Aufgliederung des Menschen in verschiedene Ebenen oder Schichten. In meinem Modell sind es sieben, die sich in der Praxis bewährt haben.

Eine einfache Graphik kann dies veranschaulichen.

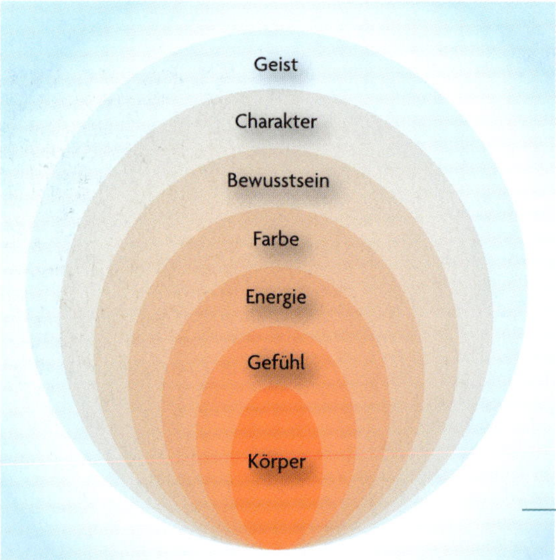

Eine therapeutische Maßnahme muss auf der Ebene ansetzen, auf der das Problem liegt.

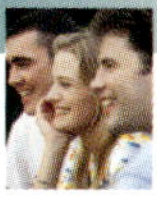

Ebene des Körpers

Die Ebene des Körpers ist gut erforscht und zugänglich. Der Körper vereinigt in sich wieder eine Fülle verschiedener Ebenen, angefangen von den harten Knochen über die festen Bänder und Sehnen, die schon weicheren Muskeln und Drüsen, die Weichteile und schließlich die Flüssigkeiten. Das Prinzip vom Gröberen zum Feinen ist auf allen Ebenen durchgängig vorhanden! Auf der körperlichen Ebene zeigt es sich als Veränderung vom physikalisch Dichteren zum Dünneren. Auf den Körper wirken vor allem physikalische Gegebenheiten ein wie Klima, Nahrung, Wechsel von Tag und Nacht usw. Auch alle chemischen Stoffe, die der Körper aufnimmt, beeinflussen ihn erheblich.

Ebene des Gefühls

Die Ebene des Gefühls ist schon nicht mehr so verfügbar, weil der Mensch durch die Lebensgewohnheiten in unserem Kulturbereich vielfach die Gefühle unterdrückt. Vor allem sind ihm die tieferen Ebenen des Gemütes wenig vertraut. Durch die unnatürliche Erziehung in unseren so genannten zivilisierten Regionen fällt es sehr schwer, eine dem eigenen Empfinden entsprechende Gefühlskultur aufzubauen. Vielmehr herrschen gespielte oder anerzogene Gefühle vor. Die eigenen mussten oft schon in der frühen Kindheit unterdrückt werden. Auf der körperlichen Ebene werden Gefühle von hormonellen Stoffen begleitet, welche die Drüsen ausschütten.

INFO

Die großen Drüsen sind auch Sitz bedeutungsvoller Energiezentren.

Ebene der Energie

Die Ebene der Energie ist in der Naturwissenschaft umstritten, weil sie in ihren feinsten Bereichen mit Messgeräten nicht festzustellen ist. Sie umfasst die Energiezentren, die im asiatischen Bereich mit dem Wort Chakren bezeichnet werden, außerdem die Meridiane und die Akupunkturpunkte. Wetterfühlige Menschen spüren den Abfall des Energiefeldes, weil sich bei Veränderungen der Witterungslage auch

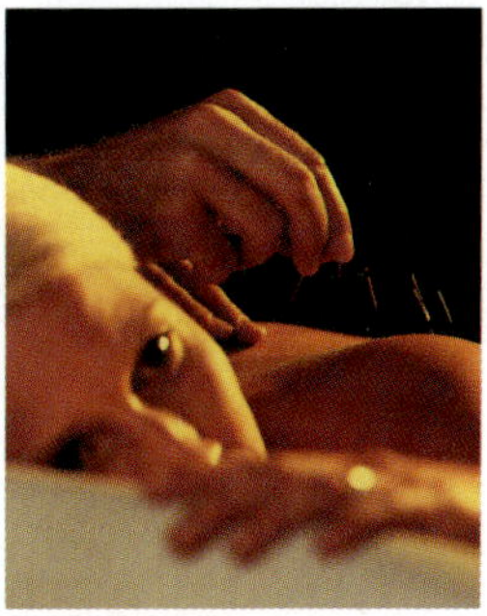

Die Akupunktur wirkt über die Stimulierung bestimmter Energiezentren.

INFO

Auf das Energiefeld des Menschen wirken auch von der Zivilisation geschaffene elektromagnetische Felder, der Elektrosmog, sowie Reflexionen von Spiegeln ein.

das magnetische Feld der Erde verändert. Auch die Mondphasen haben Einfluss auf das Energiefeld. Erwähnenswert sind auch die Einflüsse der energetischen Strahlungen des Organismus Erde, die Erdstrahlen.

Ebene der Farben

Die Ebene der Farben hat auf den Menschen einen viel größeren Einfluss, als viele ahnen. In den Energiezentren (Chakren) überwiegen jeweils bestimmte Farben, wie z. B. am Hals, dem kommunikativen Zentrum, die Farbe hellblau. Die Intensität dieser farbigen Anteile des Menschen ist stark von seiner Umgebung abhängig. So treten etwa in den farbenarmen Jahreszeiten die meisten Krankheitsfälle auf. Dies trifft in erster Linie auf die Zeit nach der Schneeschmelze im Frühjahr und den Herbst zu. Im Winter werden die Sonnenstrahlen durch den Schnee gebrochen und damit versorgen sie den Menschen mit Farben. Bleibt der Schnee allerdings aus, kommt es oft zu Epidemien, vor allem den gefürchteten Grippeepidemien. Farben sind die feinstofflichen Vitamine und von großer Bedeutung für die Gesundheit, wie die Erfolge in der Colortherapie (Farbtherapie) beweisen.

TIPP

Besonders in der farbenarmen Jahreszeit sollte man für Farben in seiner Umgebung sorgen. Bunte Tücher oder ein farbenprächtiger Blumenstrauß heben die Stimmung und verbessern das Wohlgefühl.

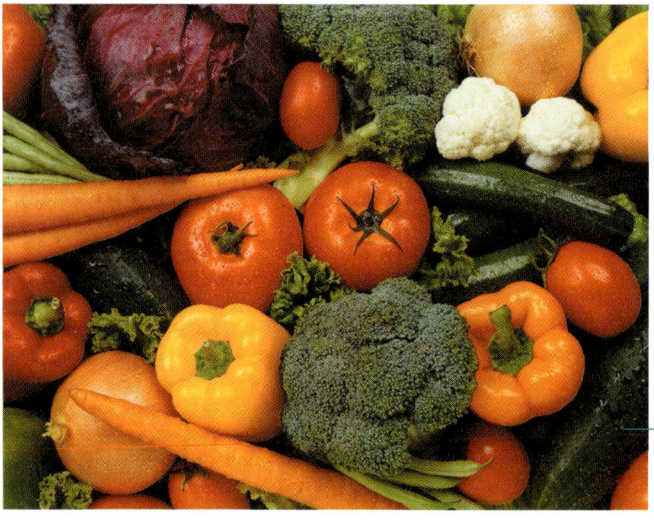

Auch in der Nahrung spielt Farbe eine große Rolle. Wir essen auch die Farben, z. B. Paprika, grüner Salat, rote Tomaten, gelbe Karotten oder rote Bete.

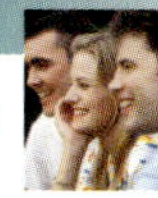

Ebene des Bewusstseins

Die Ebene des Bewusstseins ist die am meisten beachtete und damit dominierende Ebene. Das innere Leben, das so genannte seelische, erscheint manchmal auf diese Ebene reduziert. Diese Ebene beinhaltet das Bewusstsein, die Vernunft, die Logik, den Verstand, das Denken, das Gedächtnis, die Erinnerungen, die Abstraktionen, die Meinung und die Absichten. Sehr häufig gestalten Menschen ihr Leben von dieser Ebene aus in der Annahme, sie sei die geistige. Bezeichnend für die Vorherrschaft des Denkens ist der berühmte Satz von René Descartes: „Ich denke, also bin ich!“ (Cogito, ergo sum.) In dieser einseitigen Betrachtung der Existenz des Menschen wird der Bereich des Fühlens und Spürens missachtet. Genauso gut ließe sich formulieren: „Ich fühle, also bin ich!“ oder „Ich spüre, also bin ich!“

Gut zu wissen

Jeder ist wertvoll

Grundsätzlich ist keine Begründung, Rechtfertigung oder Erklärung für die eigene Existenz notwendig. Es genügt, dass man ist. Die Wahrnehmung des eigenen Lebens ist die Voraussetzung für das Vertrauen in den eigenen Wert. Das Urvertrauen und die Empfindung des Eigenwertes sind wechselseitig bedingt.

Ebene des Geistes

Die Ebene des Geistes ist der tiefste Grund des Menschen. In ihm kommt er dem Schöpfer am nächsten. Der Mensch ist von Gott, aber nicht Gott selber, weil sonst die Dialogfähigkeit nicht gegeben wäre. Anders ausgedrückt: Sonst könnte der Mensch dem Wesen gegenüber, dem er seine Existenz verdankt, kein Du äußern. Außerdem wäre es nicht möglich, dass der Mensch von Gott angesprochen wird, wie: „Ich habe dich bei deinem Namen gerufen.“

Auswirkung der Ebenen auf die Behandlung von Beschwerden

Wie bereits dargestellt, gibt es keine klaren Vorstellungen davon, was wirklich im Menschen vor sich geht, vor allem wenn es sich um Störungen der Gesundheit und deren Behebung handelt. In der Beratung erlebe ich immer wieder Menschen, die schon Therapien ausprobiert haben, die ihnen einmal geholfen haben und dann wieder nicht. Warum, wissen sie nicht. Manchmal hat eine Methode bei jemandem Erfolg und beim nächsten versagt sie! Das liegt daran, dass die Ursache der Störung auf unterschiedlichen Ebenen liegen kann.

HINWEIS

Sich ähnlich äußernde gesundheitliche Probleme können aus verschiedenen Ebenen resultieren.

Ein Beispiel dafür sind Kopfschmerzen: Sie können durch eine Verschlackung des Körpers z. B. durch Kaffee, Alkohol, Nikotin oder Abgase, aber auch durch ein schwaches Energiefeld wie beim Spannungskopfschmerz entstehen. Möglicherweise verkrampfen sich aufgrund einer enormen inneren Anspannung die Adern im Gehirn, die sich dann unter großen Schmerzen wieder entspannen (Migräne). Bei Kopfschmerzen darf nicht übersehen werden, dass sie auch als Folge von Amalgamfüllungen, elektromagnetischen Belastungen, einem problematischen Schlafplatz, Wetterwechsel oder gar einem Tumor auftreten können. Wer da sagt: „Ein

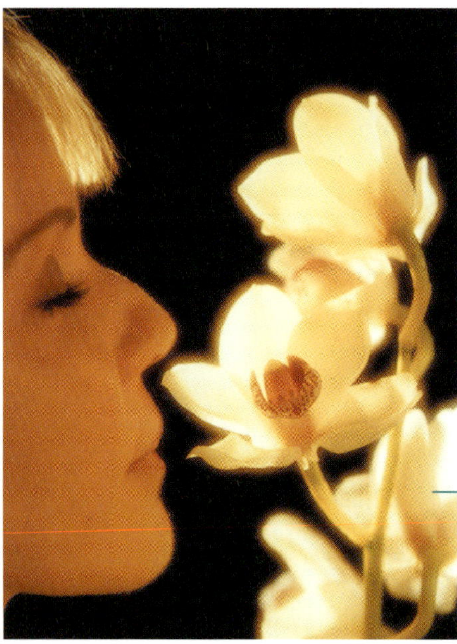

Je nach betroffener Ebene sollten Beschwerden unterschiedlich behandelt werden.

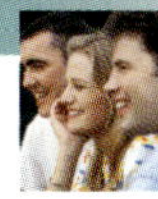

Mensch mit Kopfschmerzen zerbricht sich nur zu viel den Kopf, das ist alles!" wäre sehr leichtfertig und würde notwendige Untersuchungen verhindern.

Als Konsequenz aus den verschiedenen Ursachen ist es notwendig genau hinzusehen. Erst wenn die Ebene gefunden ist, in der die Störung beheimatet ist, können angemessene Maßnahmen ergriffen werden. So kann eine Akupunktur bei Kopfschmerzen helfen, die energetisch bedingt sind, aber auf keinen Fall bei solchen, die durch starke Verschlackung hervorgerufen sind. Wenn jemand auf einem schlechten Schlafplatz liegt, verhindert auch eine gesunde Ernährung die Schmerzen nicht, und bei Problemen, die durch schwere Ernährungsfehler entstanden sind, hilft kein positives Denken. Genauso wenig kann eine Psychotherapie den Mangel an Farben in einer längeren Nebelphase ersetzen, die bei dem Betroffenen eine niedergedrückte Stimmung ausgelöst hat.

HINWEIS

Die Ursache von Störungen muss gründlich untersucht werden. Lieber eine Untersuchung zu viel als eine zu wenig.

Auf welcher Ebene die verschiedenen Maßnahmen greifen, zeigt folgende Tabelle:

Ebene	Maßnahme
Körperliche Ebene	Ernährung, Massage, Bewegung, Sport, Bioenergetik
Gefühls- bzw. Gemütsebene	Blütenessenzen, Aromaöle, Aura Soma
Energieebene	Akupunktur, Bioresonanz, APM (Akupunktmassage), Bioenergetik
Farbebene	Colortherapie, Aura Soma, Blütenessenzen
Bewusstseinsebene	Aufmerksamkeitstraining, Gedächtnistraining
Charakterebene	Psychotherapie
Person- bzw. Geistebene	spezielle Richtungen der Psychotherapie, spirituelle Ansätze

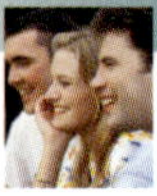

Die Welt hinterlässt Spuren

Die Welt hinterlässt ihre Spuren auf allen Ebenen. Dies sind alle Eindrücke, Einwirkungen und Einflüsse, die von außen an den Menschen herangetragen werden. Ob der Mensch diese Einflüsse bewusst wahrnimmt oder nicht, spielt dabei keine Rolle. Dabei ist natürlich die Abgrenzung zwischen Individuum und Welt von enormer Bedeutung. Je mehr sich der Einzelne von seiner ihn umgebenden Welt abzuheben imstande ist, umso mehr ist ihm der Zugang zur Welt möglich und umso intensiver kann er sie wahr-nehmen. Umso mehr ist sie ihm ein Gegen-über und wird ihm ein Partner, an dem er wächst.

Gut zu wissen

Eigen- oder fremdbestimmt?

Vielfach lernen Menschen durch die Erziehung ihre eigenen Empfindungen, ihre ur-eigensten Gefühle zu verleugnen. Auf viele Reize reagieren sie „richtig“, „normal“, „wie es sich gehört“, wie sie es gelernt haben. Dann allerdings ist ein unmittelbarer Zugang zur Welt nicht mehr möglich. Der Mensch ist damit aus dem lebendigen Fluss des Lebens herausgerissen.

Wenn die eigene Stellungnahme zu einem bestimmten Reiz „verboten“ ist und andere Deutungen sozial dominieren, schließt sich das schwache Individuum meist der vorherrschenden Meinung an. Dann schmeckt ihm z.B. auch Alkohol, obwohl es ihn eigentlich davor graust, oder er raucht, um dazuzugehören, obwohl er schon längst unter ärgster Übelkeit leidet.

Auswirkungen der körperlichen Welt

Die Welt wird über die fünf Sinne wahrgenommen: Geschmacks-, Geruchs-, Tast-, Seh- und Hörsinn. Die Welt kann damit allerdings nur begrenzt wahrgenommen werden, partiell. Bei nicht feststellbaren Einflüssen (z.B. radioaktiven Strahlen) ist der Mensch auf Messgeräte angewiesen.

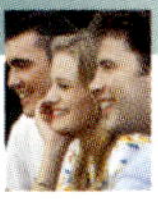

Gut zu wissen

Arndt-Schultz'sches Reizgesetz

Die Wirkung der Reize wird durch das Arndt-Schultz'sche Reizgesetz beschrieben, das besagt:

- Leichte Reize fachen die Lebenskraft an.
- Mittlere Reize stärken die Lebenskraft.
- Starke Reize schwächen die Lebenskraft.
- Stärkste Reize lähmen die Lebenskraft.

Auswirkungen der Gefühlswelt anderer Menschen

Die Spuren von Gefühlen anderer finden sich in der eigenen Gefühlswelt wieder. So gesehen gibt es kein Mitgefühl in dem Sinne, dass jemand am Gefühl eines anderen teilhaben könnte. Es gibt ausschließlich eigene Gefühle. Die Frage ist nur, ob immer der Mut vorhanden ist, sie zuzulassen und ihnen nachzugehen (s. Kalium chloratum Nr. 4, S. 80). Es ist also letztlich nur möglich wahrzunehmen, welche Gefühle durch das, was an Gefühlen herankommt, ausgelöst wird.

Auswirkungen energetischer Felder

Die Spuren energetischer Felder sind vor allem an den Schlafplätzen von allergrößter Bedeutung, da ein erquickender Schlaf für die Regeneration notwendig ist. Wenn allerdings energetisch nicht alles in Ordnung ist, steht mancher müder auf, als er sich hingelegt hatte. Außerdem kennt jeder Wohnungen oder Häuser, die ohne äußeren Anlass ungemütlich erscheinen. Dies kann auf energetisch belastende Hintergründe hindeuten.

TIPP

Bei Schlafstörungen und Erschöpfung kann ein Radiästhet (Rutengänger) bestimmen, ob der Schlafplatz belastenden Einflüssen ausgesetzt ist.

Auswirkungen der Farben

Das Reich der Farben erschließt sich dem Menschen eher indirekt. Nur in der Mode hat dieser Bereich große Bedeutung. Die Farbe der Kleidung lässt auch auf die innere Lebens- und Gemütseinstellung eines Menschen schließen. Es gibt Menschen, die sich nur Ton in Ton

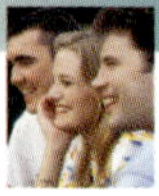

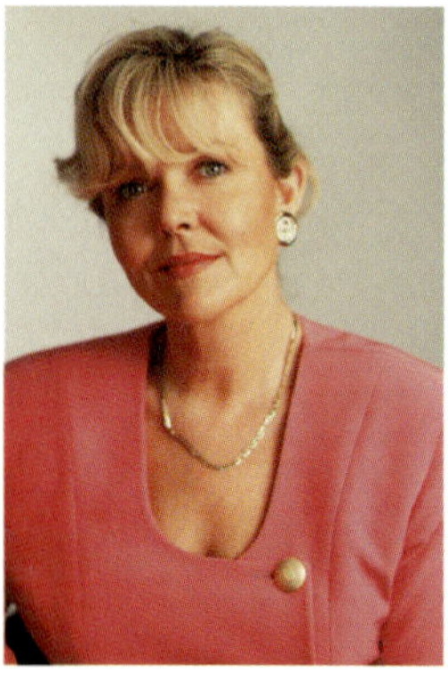

Die Farbe der Kleidung lässt auf die innere Lebens- und Gemütseinstellung eines Menschen schließen.

HINWEIS

Nicht alles, was von anderen kommt, ist abzulehnen. Es ist ein großer Unterschied, ob jemand bereit ist, die Gedankenwelt eines anderen sofort nachzubeten, oder ob er sich kritisch mit ihr auseinander setzt und dann für sich selbst als gültig annimmt.

kleiden, denen also nicht der Sinn nach kontrastierenden, starken Farbkompositionen steht. Ob es nun die Auswirkung eines harmonisierenden Charakters oder einer Modebewegung ist, auf jeden Fall hat dies Einfluss auf den Menschen.

Manche Menschen lehnen bestimmte Farben ab. Auch ist der Umgang mit Farben bei Erwachsenen und Kindern unterschiedlich. Es gibt beruhigende, unruhige, aufreizende, grelle, sanfte Farben.

Einfluss fremder Gedanken

Manchmal dauert es viele Jahre, bis jemand entdeckt, dass er sich immer noch in den gedanklichen Bahnen eines anderen bewegt, eines Menschen, der in seiner Kindheit eine große Rolle spielte. Das Übernehmen von „Gedankendateien" spielt vor allem bei schwachen Menschen, also Kindern, eine Rolle, wenn ihnen der Mut zu eigenen Gedanken oder eigenwilligen Überlegungen fehlt. Bei der Überprüfung so mancher eigenen Meinung stellt sich heraus, dass in ihr noch immer die Seichtheit liegt, die dem Charakter von Übernommenem zu eigen ist.

Einfluss fremder Charaktere

Nicht umsonst ist der Charakter ein wenig ins schiefe Licht geraten, weil unter einem starken Charakter oft eine gewisse Zwanghaftigkeit verstanden wird, in der sich bestimmte Eigenschaften eines Menschen manifestieren. Dann lebt der Mensch seine Eigenschaften nicht, sondern er wird von den Strukturen gelebt. Sie haben sich verselbständigt, er hat also keine Wahlmöglichkeit. Das sind relativ rücksichtslose Menschen, die vehement ihre Ziele verfolgen. Sie versuchen immer wieder, ihrer Umgebung ihren Willen aufzuzwingen. In diesem Buch soll ein unbeeinflusster und unbelasteter Zugang zum Charakter des Menschen gefunden werden.

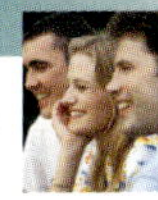

Einfluss von Personen

Es ist immer wieder spannend zu sehen, wie jemand sich mit bestimmten Themen seines Lebens auseinander setzt. Erwachsene, die dazu neigen, sich zu sehr auf etwas festzulegen und an einem Problem arbeiten, geben sich damit zufrieden, wenn sie eine Lösung gefunden haben. Wird ihre Lösung in Frage gestellt, reagieren sie meist ablehnend. Ein Kind reagiert meist ganz anders, nämlich neugierig.

Es ist von großer Bedeutung, wie der Mensch mit den an ihn herankommenden Phänomenen umgeht. Es bedarf einer guten Beobachtungsgabe, die Spuren der Welt zu differenzieren und den einzelnen Erlebnisbereichen die einzelnen Ebenen zuzuordnen, und einer Schärfung der spezifischen Wahrnehmungsmöglichkeiten, ja der spezifischen Sinnesorgane für die einzelnen Bereiche. Im Fortschreiten der Verfeinerung und der Differenzierung wird das Leben vielfältiger und spannender.

TIPP

Auch in unserer heutigen komplexen Welt bestehen Möglichkeiten für Neugierde und Abenteuerlust. Erobern Sie sie sich wieder und lassen Sie nicht nach im Verlebendigungsprozess Ihres manchmal in der Routine erstickenden Lebens!

Gut zu wissen

Der Mensch – ein Produkt seiner Umwelt?

Immer wieder werden Menschen als Opfer ihrer Umwelt angesehen. Die Frage „Warum?“ beherrscht das Thema. Doch führt diese Frage häufig nicht zum Ziel.
Es nützt dem Einzelnen nichts, wenn er die Gründe seiner Probleme kennt, aber nicht weiß, wie er sie angehen, bearbeiten und ihren Zwängen entkommen kann – kennen heißt nicht heilen!

Als Existenzanalytiker stelle ich dem Betroffenen folgende Frage: „Was bist du imstande, deinen Umständen, denen du gegenüberstehst, abzutrotzen?“ Angesprochen wird die Trotzmacht des Geistes. Die zweite Frage heißt: „Was machst du daraus?“, nicht im Sinne des üblichen Machens, sondern in der Fähigkeit, innere Einstellungen zu entwickeln und Haltungen aufzubauen, die zur Meisterung der Probleme befähigen. Diese beiden Fragen helfen, aus der Opferrolle herauszukommen. Im zweiten Schritt wird es dem Betroffenen möglich, handlungsfähig zu werden und Schritte der Befreiung einzuleiten.

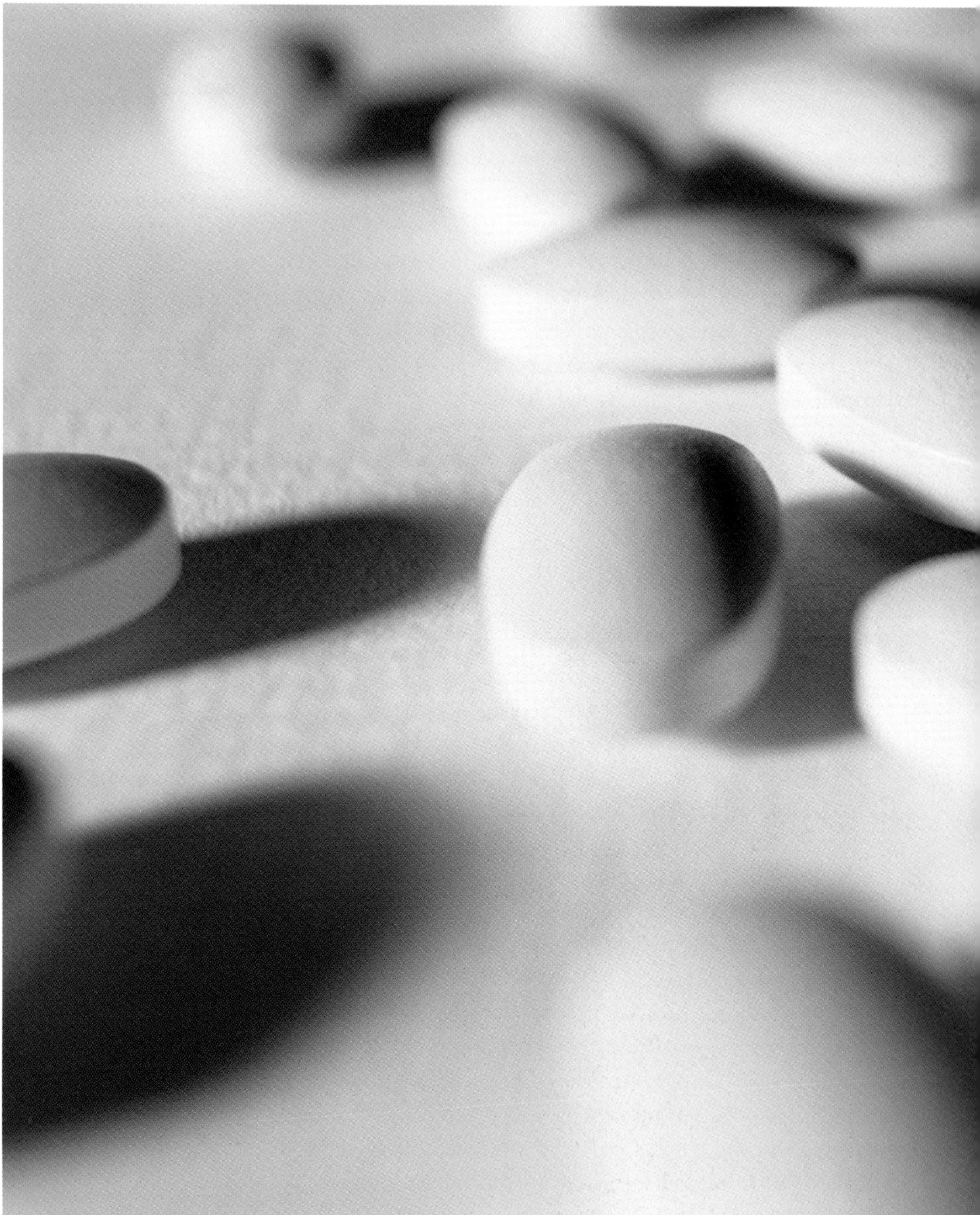

Biochemie nach Dr. Schüßler

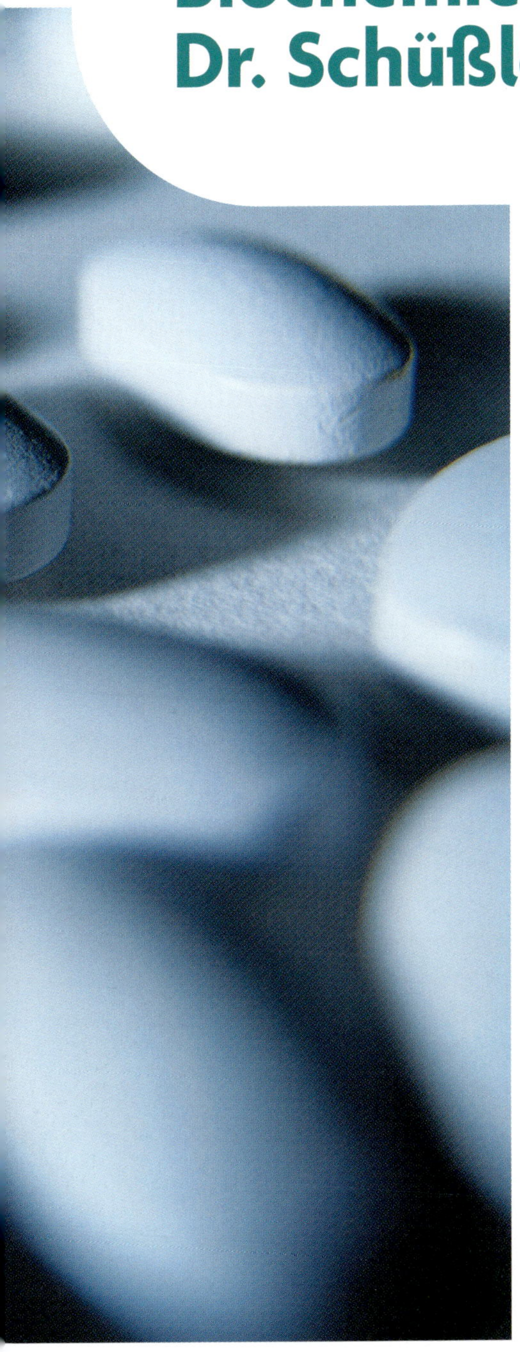

Die Schüßler-Mineralstoffe werden schon seit mehr als 100 Jahren zur Gesundheitsvorsorge und Vorbeugung vor Krankheiten eingesetzt. Sie sind einfach und unkompliziert zu handhaben, wenn man einige Punkte beachtet.

Biochemie nach Dr. Schüßler

Dr. Wilhelm Heinrich Schüßler, 1821 in Bad Zwischenahn bei Oldenburg geboren, war homöopathischer Arzt. Er fand jene 12 Mineralstoffverbindungen, die für den ungestörten Betrieb des Organismus unverzichtbar sind. Dabei handelt es sich um die wesentlichen Zellnährstoffe, die es den Zellen im Körper ermöglichen, ihre Aufgaben im Zellverband optimal zu erfüllen. Zusätzlich steuern sie durch ein gutes Schwingungsfeld den Mineralstoffhaushalt außerhalb der Zellen.

HINWEIS

Die Mineralstoffe sollten nicht mit Metallgegenständen in Berührung kommen. Vor allem beim Auflösen darauf achten!

Dr. Schüßler unterschied Betriebsstoffe (Funktionsmittel) und Baustoffe. Letztere sind für den Aufbau des Körpers nötig und werden über die Nahrung aufgenommen. Im Folgenden folgt eine kurze Übersicht über die Schüßler-Mineralstoffe und ihre Wirkungen. Nähere Einzelheiten finden Sie in den Büchern „Praxis der Biochemie nach Dr. Schüßler“, „Gesund durchs Jahr mit Schüßler-Salzen“ und „Schüßler-Salze – kurz und bündig“.

Einnahme der Mineralstoffe

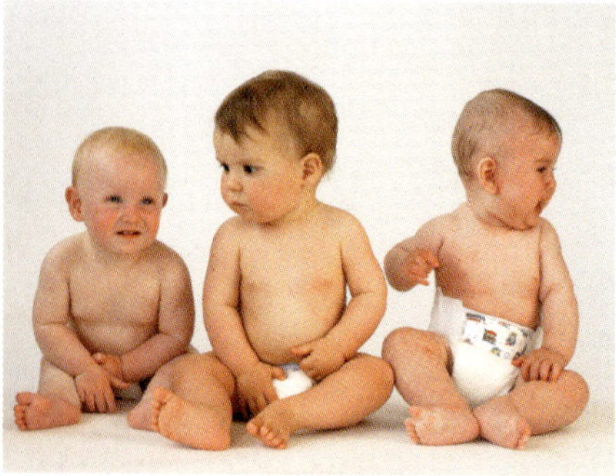

Bereits Babys können die Mineralstoffe einnehmen.

Die Tagesration der Mineralstoffe kann gemischt und über den Tag verteilt eingenommen werden. Dabei die Mineralstoffe einzeln im Mund zergehen lassen. Sie können auch in Wasser aufgelöst werden. Schon Säuglinge können die Mineralstoffe einnehmen, dann die aufgelösten Tabletten in Mund oder Fläschchen geben.

Die Dosierung und Mischung sollte durch eine Antlitzanalyse von einem Fachmann bestimmt werden. Als Richtwerte gelten:

- In akuten Krankheitsfällen alle 3–5 Minuten eine Tablette im Mund zergehen lassen.
- Bei chronischen Erkrankungen 7–10 Stück am Tag.
- Zur Vorbeugung alle 2 Stunden eine Tablette nehmen.

Zu Beginn der Einnahme kann ein großes Bedürfnis nach den Mineralstoffen bestehen; sie machen aber nicht abhängig. Auch eine Überdosierung ist nicht möglich. Es können ohne Bedenken mehr Mineralstoffe als angegeben eingenommen werden. Das Verlangen beweist nur, wie dringend der Körper die Mineralstoffe benötigt. Es kann auch zu einer Ablehnung kommen. Dann sollte die Menge reduziert oder die Mineralstoffe ganz abgesetzt werden.

Um die Speicher aufzufüllen, ist es wichtig, die Mineralstoffe auch nach dem Abklingen der Beschwerden weiter zu nehmen. Die Mineralstoffe beeinträchtigen keine Medikamente. Sie können neben allen Arzneimitteln und Heilweisen eingenommen werden.

HINWEIS

48 Mineralstoff-Tabletten entsprechen einer Broteinheit (BE).

Äußerliche Anwendung

Die Mineralstoffe können auch als Bad, Kompresse oder Brei angewendet werden. Der Vorteil der äußeren Anwendung besteht darin, dass die Wirkstoffe ohne Umwege direkt an den Behandlungsort gelangen. In den letzten Jahren hat Adler Pharma einzigartige Produkte entwickelt, in denen die Biochemie nach Dr. Schüßler in Form von Salben, Cremegelen und einer hochwertigen Körperpflegeserie angewendet wird.

INFO

Näheres zur äußerlichen Anwendung von Schüßler-Mineralstoffen erfahren Sie im Buch „Schüßler-Beauty"/Haug-Verlag.

Auswirkungen der Schüßler-Mineralstoffe

Auch bei jahrelanger Einnahme der Mineralstoffe zeigen sich immer wieder Mängel. Das Leben kostet eben Betriebsstoffe. Aber auch ein zu geringer Mineralstoffverbrauch ist nicht positiv. Er deutet darauf hin, dass der Mensch in einem bestimmten Bereich verarmt. So wird Kalium chloratum Nr. 4 auf der körperlichen Ebene parallel zum emotionalen Leben verbraucht. Wenn allerdings jemand sein emotionales Leben unterdrückt, wird an Kalium chloratum Nr. 4 kaum ein Verschleiß festzustellen sein. Dasselbe gilt für Ferrum phosphoricum Nr. 3, das in der Auseinandersetzung mit der Welt auf der körperlichen Ebene zum Einsatz kommt. Setzt sich jemand kaum oder gar nicht mit der Welt auseinander, geht der Verbrauch stark zurück.

TIPP

Wer laufend viel leisten muss, also einen großen Verschleiß an Betriebsstoffen hat, sollte die Mineralstoffe ständig nehmen, damit der Körper nicht auf die Reserven zurückgreifen muss.

Letztlich geht es um einen maßvollen Einsatz im Leben, der keine außerordentlichen Mangelsituationen zur Folge hat.

Die Einnahme der Mineralstoffe nach Dr. Schüßler und das Auffüllen der Speicher hat auf allen Ebenen Konsequenzen:

- Die Speicher im Körper werden aufgefüllt und evtl. vorhandene Betriebsstörungen verlieren sich.
- Der Organismus wird in die Lage versetzt, schadhafte Stellen im Körper wieder zu regenerieren.
- Der Organismus kann den Körper von Schadstoffen entlasten.
- Der Körper als Grundlage des Lebens erstarkt und ist wieder wesentlich stabiler.
- Auswirkungen aus anderen Ebenen können abgebaut werden.
- Der Organismus kann wieder alle Aufgaben optimal erfüllen.
- Die Drüsen sind in der Lage, wieder alle notwendigen Stoffe auszuschütten.
- Dem Menschen fällt der Zugang zur Welt wesentlich leichter.

HINWEIS

Auf die Einnahme der Mineralstoffe können anfangs die gleichen Zeichen wie bei einer Erkrankung auftreten. Die belastenden Stoffe werden phasenweise Schicht um Schicht abgebaut. Zwischendurch geht es dem Menschen immer besser.

Es ist kein Wunder, dass sich eine gute körperliche Befindlichkeit auf den emotionalen Haushalt auswirkt und sogar Rückwirkungen bis in den charakterlichen Bereich hat. Es muss genau zwischen Rückwirkungen bzw. Auswirkungen und direkten Wirkungen unterschieden werden. So wirken die Mineralstoffe nach Dr. Schüßler auf den Körper ein und das hat Auswirkungen auf andere Ebenen.

Ist der Mensch tatsächlich entlastet, wird er, wenn er wirklich etwas verändern will, seine Vorhaben mit neu zur Verfügung stehender Energie angehen. Das setzt dann ein, wenn die ersten Schritte erfolgreich getan wurden, um die es vordringlich geht.

Reaktion und Heilungsprozess

Die Reaktion stellt einen zwanghaften Vorgang dar, der dem Organismus keinen Spielraum lässt. So muss er oft auf Reize reagieren, z. B. Heilungsreize oder Medikamentengifte, und kann sich nicht gleichzeitig um wichtige Vorgänge kümmern.

Im Heilungsprozess wird der Organismus durch die Stärkung und Förderung seiner Lebensgrundlagen in die Lage versetzt, von sich aus zu entscheiden, welche Baustelle er nun angehen wird. Entweder scheidet er Belastungsstoffe aus oder füllt die Mineralstoffspeicher auf oder was immer vordringlich ist. Dies setzt im Körper eine Vielzahl von Prozessen in Gang:

- Alle Stoffe in den Flüssigkeiten, die entgiftet werden müssen, werden ausgeschieden und die schadhaften Stellen repariert. Dies ist der erste Teil des Heilungsvorganges, nach dem es dem Betroffenen eine kurze Zeit ganz gut geht.
- Dann beginnt der Abbau der Schadstoffe aus den Deponien. Dabei werden die in den Körperzellen und im Bindegewebe zurück- und aufgestauten Stoffe in Bewegung versetzt. Alle Beschwerden und Belastungen, auch Verletzungen und Krankheiten, kommen wieder zum Vorschein. Es kann sogar der Eindruck entstehen, die Krankheit trete wieder wie im Anfangsstadium auf.
- Der Abbau dieser Schichten erfolgt im Krebsgang: die jüngsten Schichten zuerst, danach immer ältere. Diese Vorgänge können recht lange dauern. Zwischen den Reinigungen tritt immer wieder eine Pause ein, wodurch der Mensch sich ein wenig erholen kann.
- Die Energie schiebt und lässt dann wieder locker. Dieses immer wieder zu beobachtende Phänomen ist ein Kennzeichen für den Heilungsvorgang. Die Beschwerden sind nicht mehr so schlimm wie zur Zeit der Belastung selbst und hören ohne besondere Einflussnahme wieder auf, was bei einer krankhaften akuten Belastung nicht der Fall wäre.

Eine biologische Therapie regt den Aufbau der körpereigenen Abwehrsysteme an und unterstützt sie. Sie fördert die Ausscheidungsvorgänge und erreicht damit die Freiheit von Belastungsstoffen, was Heilung im wahrsten Sinne bedeutet, damit die Gesundheit wieder einkehrt.

HINWEIS

Gesundheit ist das Freisein von Schadstoffen und von einem Wohlgefühl begleitet, das sich im Körper ausbreitet.

Psychosomatik

Bei einem psychosomatischen Leiden ist eine Heilung erst möglich, wenn die Verbindung von Leib und Seele wieder hergestellt wird. Um den Begriff Psychosomatik zu definieren, der die Verbindung zwischen Psyche (Seele) und Soma (Körper) darstellen soll, ist es ratsam, zuerst einmal abzuklären, was unter Psyche allein zu verstehen ist.

Gut zu wissen

Was gehört zur Psyche?

Was genau zum psychischen Bereich gehört, ist vielfach umstritten. Was ist mit Emotionen, Energiepunkten und Energiezentren? Vielfach wird die Psychosomatik so verstanden, dass alles, was nicht körperlich und damit der naturwissenschaftlichen Systematik erschlossen ist, psychisch ist, also alles, was nicht gemessen, gewogen, analysiert, durchleuchtet oder in welcher Weise auch immer quantifiziert werden kann, dem psychischen Bereich hinzugerechnet wird. In diesem Buch werden dem Bereich der Psyche folgende Ebenen zugerechnet: Gefühlsebene, Energieebene, Farbebene, Ebene des Bewusstseins und Ebene des Charakters.

Es ist sicher sehr problematisch davon auszugehen, dass es im Menschen Prozesse gäbe, die von einem Teil bewirkt und sich dann in einem anderen Teil auswirken. Das würde einen gespaltenen Menschen als Grundvoraussetzung ins Spiel bringen. Wahrscheinlich handelt es sich in diesem Zusammenhang um eine Übertragung aus dem technischen Bereich, der Prozesse konstruiert und erklärt, die in sich geschlossen, aber eindeutig in ihrem kausalen Zusammenhang erkennbar und erklärbar sind. Das sind sehr deterministische Ansichten und werden oder wurden von der Kybernetik beeinflusst.

Zum Verhältnis von Psyche und Körper ist also zu fragen, ob es Störungen oder Krankheiten gibt, die ausschließlich körperlich sind oder die sich nur auf der psychischen Ebene manifestieren. Oder gibt es Störungen, die auf einer der beiden Ebenen bedingt sind, sich aber nur auf der anderen zeigen?

Psychosomatik in der Biochemie nach Dr. Schüßler

Ihrem Wesen nach ist die Biochemie nach Dr. Schüßler eine rein auf den Körper ausgerichtete Heilweise. Aber schon bei Dr. Schüßler selbst finden sich Hinweise auf psychische Probleme, wobei das Gemüt angesprochen wurde, vor allem bei Kalium phosphoricum Nr. 5. Mithilfe der Antlitzdiagnostik kann ein geübter Beobachter bei vielen Erkrankungen anhand der physischen Beschaffenheit des Gesichts und an dem psychischen Ausdruck erkennen, welches biochemische Mittel der entsprechenden Krankheit entspricht.

Leider hat sich die Einstellung, dass über körperliche Maßnahmen auch der Charakter verändert werden könne, in vielen Köpfen festgesetzt. Diese Einstellung ist auch in vielen Büchern zu finden, in denen die Biochemie nach Dr. Schüßler behandelt wird.

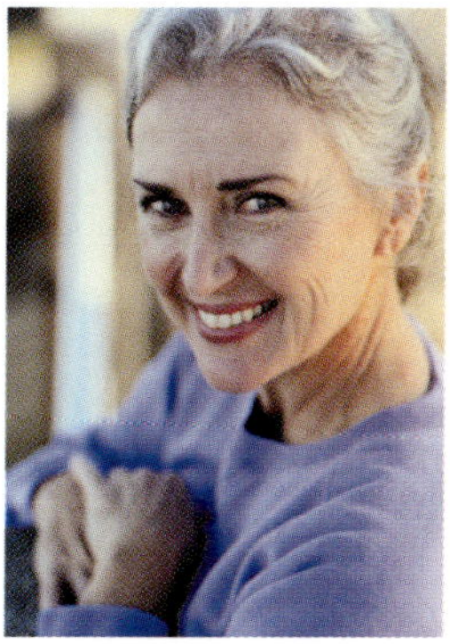

Mithilfe der Antlitzdiagnostik lassen sich bei vielen Erkrankungen die geeigneten Mittel bestimmen.

Gut zu wissen

Verantwortung für das eigene Leben

Könnten die Mineralstoffe nach Dr. Schüßler psychische Zustandsbilder beheben, würde das die innere Freiheit des Menschen missachten und vor allem seine ureigenste Verantwortlichkeit für sein eigenes Leben, seine innere Gestalt und seine Entfaltung abstreiten. Leider ist diese Vorstellung nicht nur in der Biochemie nach Dr. Schüßler, sondern auch in anderen Heilweisen weit verbreitet. Trotzdem ist sie falsch. Eine symptomatische Betrachtungsweise verleitet dazu, ein allzu mechanistisches Bild über die Behebung von Problemen auf der so genannten seelischen Ebene zu entwickeln.

Letztlich sind alle diese Möglichkeiten der Intervention im Falle von Störungen – von der klassischen medizinischen bis zu den natürlichen Heilweisen – nur Krücken, so lange über die Runden zu kommen, bis sich der Einzelne durch intensive Arbeit aus seiner Verstricktheit gelöst hat und ohne stützende Maßnahmen leben kann. Der „aufrechte Gang im freien Land" ist das Ziel.

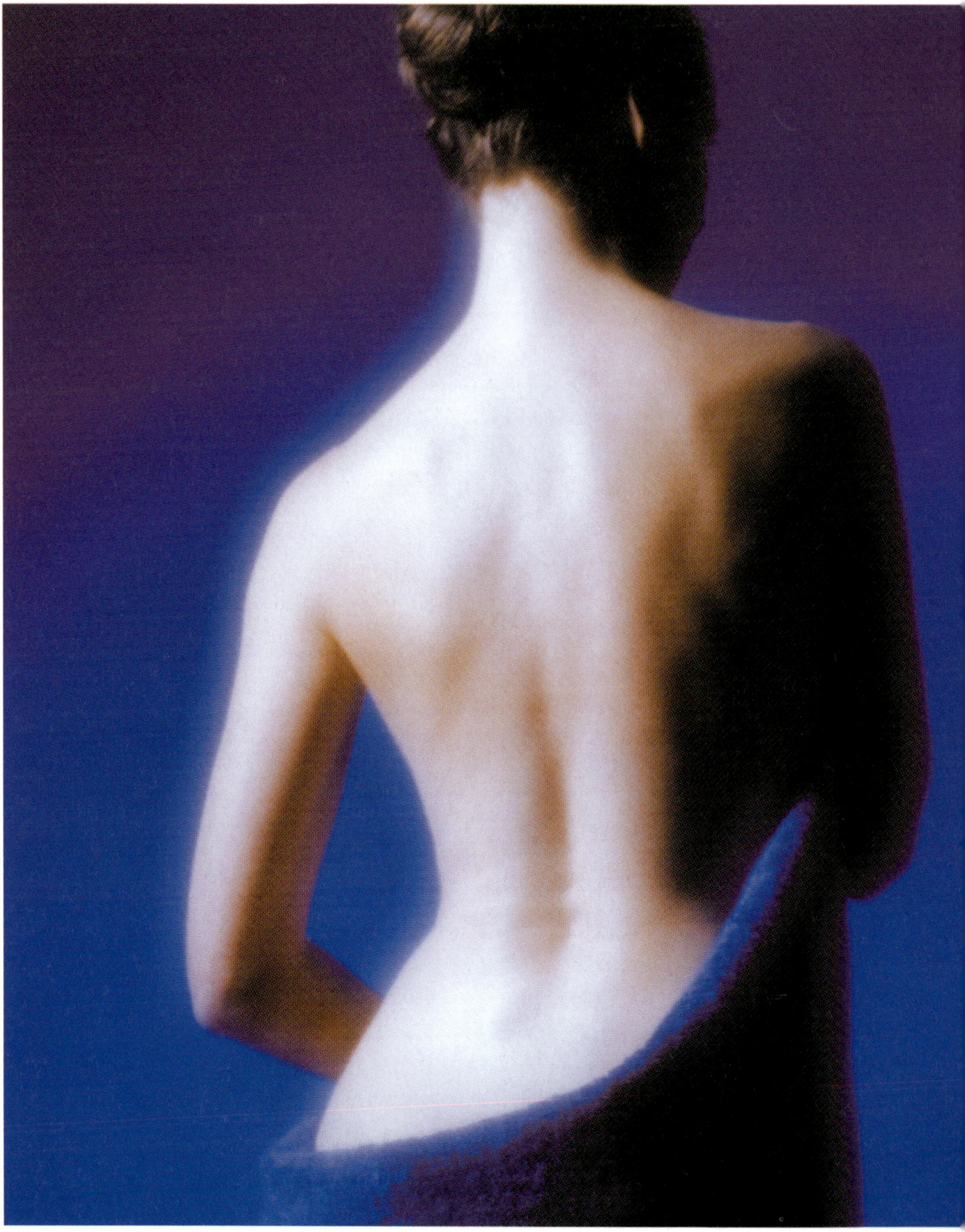

Körper und Charakter

Auf den ersten Blick erscheint es ungewöhnlich, einen Zusammenhang zwischen dem Mineralstoffverbrauch im Körper und bestimmten spezifischen charakterlichen Strukturen herzustellen. Doch bei näherer Betrachtung des vorgestellten Modells vom Verständnis des Menschen wird ein solcher Zugang möglich, denn grundsätzlich sind alle Ebenen miteinander verbunden.

Ursachen von Störungen

Fällt ein Stein ins Wasser, zieht er Kreise, die Wellen breiten sich aus. Ähnlich ist es, wenn ein Impuls den Menschen trifft, wenn die Welt Spuren hinterlässt. Das hat konkrete Konsequenzen auf den jeweiligen Ebenen. Die gegenseitige Beeinflussung hat dabei unterschiedliche Qualität. Wird vom traditionellen Wort Psychosomatik ausgegangen, stellt sich sofort die Frage, woher die krankmachenden Impulse kommen, jene Impulse, die Störungen verursachen.

Der Körper als die uns sichtbar zugewandte Ebene, in der sich der Mensch physisch manifestiert, zeigt Störungen an, die entweder in ihm selbst begründet sind oder die Ausdruck der Störung anderer Ebenen sind. So zeigen sich Störungen im emotionalen oder Gemütsbereich auch auf der körperlichen Ebene. Sie haben aber auch wieder Auswirkungen auf die energetische, die Bewusstseins-, die charakterliche und personale Ebene.

In den folgenden Ausführungen wird auf Störungen, die aus dem energetischen Bereich stammen, nicht eingegangen. Dasselbe trifft für die Ebene der Farben zu. Dazu gibt es genügend Literatur. Somit verbleiben Störungen, die ihre primäre Ursache im emotionalen, gedanklichen, charakterlichen und personalen Bereich haben. Krankmachende Impulse gehen auch von den Einflüssen der technisierten, überreizten, modernen Lebensweise der heutigen Zeit auf alle Ebenen des Menschen aus.

HINWEIS

Der Ausdruck Psychosomatik scheint weitgehend undifferenziert und ist für genauere Aussagen bezüglich Störungen im Menschen eher ungeeignet.

Innere Störungen wirken auf den Körper

Wenn der Körper Störungen zeigt, dann ist zwischen umkehrbaren und nicht umkehrbaren Störungen und Schäden zu unterscheiden. Zu allererst gehen Belastungen auf Kosten des Mineralstoffhaushalts, sofern es keine Verletzungen sind. Bei Belastungen muss der Organismus vermehrt Betriebsstoffe einsetzen, um das System aufrecht-

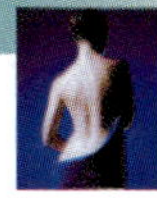

zuerhalten. Je nach Auffüllung der Speicher können Belastungen jahrelang kompensiert werden. Bei reduzierten Speichern allerdings schlagen solche Belastungen rasch bis in körperliche Störungen durch, die als Betriebsstörungen bezeichnet werden.

Gut zu wissen

Aufbauende, ausscheidende und entgiftende Mineralstoffe

Bei den Mineralstoffen werden aufbauende, ausscheidende und entgiftende unterschieden. Ihre Reduzierung hat unterschiedliche Konsequenzen. Bei aufbauenden Mineralstoffen leiden die Gewebe, weil sie nicht mehr vollständig aufgebaut (synthetisiert) werden können. Bei ausscheidenden Mineralstoffen können Abfallprodukte oder Belastungsstoffe nicht mehr ausreichend auf natürlichem Wege ausgeschieden werden. Der Organismus sucht sich Notausgänge z. B. über die Haut, was zu Hautkrankheiten führen kann. Handelt es sich um entgiftende Mineralstoffe, sind panische Reaktionen des Organismus die Folge (Allergien).

Auswirkungen äußerer Störungen

Die Menschen sind heutzutage vielerlei Einflüssen ausgesetzt. Auf der einen Seite hat der Mensch die äußere Welt erobert und in Besitz genommen. Die Technik erscheint spektakulär und die Technikgläubigkeit hat den Nimbus erhalten: „Alles ist machbar".

Auf der anderen Seite fand – allerdings ein wenig nachhinkend – eine stille Revolution statt. Sie wurde durch die Entdeckung der Tiefenpsychologie eingeleitet. Ein Jahrhundert Tiefenpsychologie mit all ihren Entwicklungen hat das Leben der Menschen entscheidend verändert. Vielfach haben sich die Strukturen so gewandelt, dass heute neue Modelle gelebt und zum Teil völlig andere Lebensumstände als in früheren Zeiten vorgefunden werden.

Werte

Der Mensch wird von Werten berührt. Dazu ist es notwendig, dass er dies zulässt oder dass er berührbar ist. Wer von einem Wert berührt ist, spürt ihn. Es kommt zu einer Begegnung auf einer tiefen Ebene, wobei diese Begegnung von Gefühlen wie Freude, Zuneigung und Gefallen begleitet wird.

Der Wert fordert den Menschen auf, ihn ins Leben zu bringen. Dieser Aufforderungscharakter ist nicht zwingend, nicht bindend, aber immer präsent. Wenn der Ruf nach einer gewissen Zeit nicht ankommt und nichts bewegen konnte, verliert er sich, aber das Leben ist auch um eine Chance ärmer. Es ist ein Verlust.

Gedachte Werte – gelebte Werte

INFO

Wertvorstellungen werden durch die Erziehung weitergegeben. Sie sind fester Bestandteil einer Gesellschaft und beeinflussen wesentlich das Zusammenleben.

Aufgrund der Erziehung haben Menschen bestimmte Vorstellungen über Werte. Auch in der Psychologie gibt es Überlegungen zu Werten und deren Rangordnung, so genannte Wertepyramiden. Vor allem die Kirchen haben sich um die Vermittlung von Werten bemüht. Diese Bemühungen blieben aber meistens in theoretischen Überlegungen stecken. Durch Reden über Idealismus, Nächstenliebe, Aufopferung, wahre Liebe, Wahrheit und Lüge, Pflichterfüllung, Moral, Ethik und vieles andere mehr erhielten die Menschen eine Vorstellung vom „richtigen" Leben. Allerdings haben diese Vorstellungen ihren Sitz im Verstand, im Über-Ich bzw. Eltern-Ich und wenn sie als zwingend erlebt werden, können sie sehr großen Druck ausüben. Vom Menschen in sein inneres Leben hineingenommen, werden diese Vorstellungen vom „richtigen" Leben zu einem regelrechten Tyrannen.

Werden die Forderungen erfüllt, tritt ein Gefühl der Erleichterung ein. Doch all dies ist letztlich unbefriedigend und lässt den Menschen eine innere Leere fühlen. Er selbst ist dabei nicht gefragt, sein Leben bleibt trotz aller äußeren Aktivität, der Geschäftigkeit und Betriebsamkeit in der Erfüllung all der zwingenden Befehle innerlich unerfüllt (s. Ferrum phosphoricum Nr. 3, S. 75).

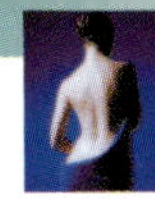

Es bleiben nur wenige Bereiche, in denen der Mensch das lebt, wovon er wirklich berührt ist. Dort bringt er Werte zur Welt, dort verwirklicht sich sein Leben, dort kommt es zur Welt und erfüllt ihn ganz. Das Kennzeichen dafür ist eine tiefe innere Freude. Dies sind die bedeutungsvollen Dinge im Leben. Doch das Leben und Erleben von Werten erfordert einen Menschen, der zu ihrem Erspüren fähig ist, der ein „Wertorgan" besitzt.

HINWEIS

Nur die gelebten Werte bringen wahre Erfüllung. Allerdings bedarf es viel Mut, Reflexion und Ausdauer, um die als wichtig und persönlich bedeutungsvoll erkannten Werte zu leben. Doch schon das Bemühen darum macht das Leben reicher.

Grundwert

Der Mensch an sich, sein Leben und seine Existenz ist ein Wert aus sich heraus. Dieser Wert kann nicht verdient, auch nicht genommen werden, er ist der Grundwert des Menschen. Der Zugang zum Spüren dieses Wertes kann allerdings durch die Erziehung verschüttet werden (s. Calcium fluoratum Nr. 1, S. 64).

Ein guter Zugang zum Grundwert vermittelt dem Menschen ein gutes Lebensgefühl. Er hat sozusagen einen guten Grund unter den Füßen, aber auch im Sinne der Doppeldeutigkeit einen guten Grund ins Leben zu treten, hinauszugehen in die Welt.

INFO

Der Grundwert ist im Menschen selbst angelegt. Er kann weder verdient noch ihm abgesprochen werden.

Selbstwert

Im Laufe des Lebens eignet sich der Mensch viele Eigenschaften und Handlungsmodelle an, Strukturen, durch die sein Selbst begründet wird. Wie er sich selbst versteht, liegt in diesen Schichten eingebettet: Sein Selbstverständnis, seine Selbstverwirklichung, seine Selbstbehauptung, seine Selbständigkeit, seine Selbstsicherheit, alle seine Möglichkeiten haben ihren Wert. Durch sie kann er sich in der Welt darstellen, sich zeigen, sich bewähren. Deshalb hat dieses Selbst einen großen Wert und es ist für den Menschen eine große Freude, wenn er über ein differenziertes Selbst verfügt, das ihm ein Leben von hoher Qualität ermöglicht. Kommt es zu Störungen im Zugang zum Grund- und Selbstwert, hat das fatale Folgen.

INFO

Das Leben von Werten ist eine unabdingbare Notwendigkeit, um ein geglücktes Leben zu führen.

Erlebniswerte

Wie arm wäre das Leben ohne die vielen schönen Erlebnisse auf Reisen, bei Veranstaltungen oder in Begegnungen. Dazu gehören Naturerlebnisse genauso wie Erlebnisse mit anderen Menschen. Allerdings muss es nicht immer gleich das Topereignis sein, das sich als Erlebnis und damit als Wert verankert, es können auch berührende Kleinigkeiten sein wie ein gutes Wort, ein aufmunternder Blick, eine hilfreiche Hand, ein unerwarteter Besuch oder das Erleben von Gemeinschaft.

Gut zu wissen

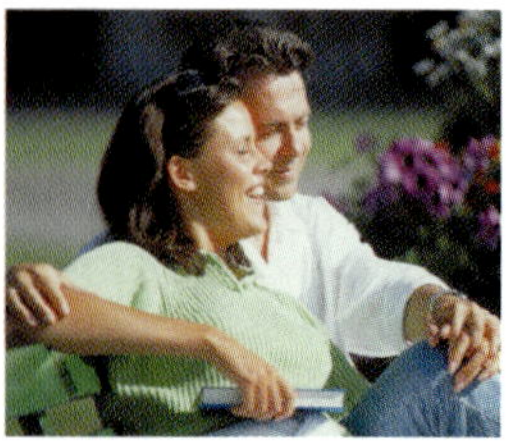

Zwei der schönsten Fähigkeiten: Genießen- und Verweilen-können.

Genussfähigkeit und Verweilen-können

Eine der schönsten Fähigkeiten ist die Genussfähigkeit. Dazu ist noch eine zweite Fähigkeit notwendig, nämlich die des Verweilens. Das Genießen-Können und das Zeit-Haben für etwas gehören untrennbar zusammen. Wird jedoch die Kapazität überschritten, die für das Erleben und Verarbeiten wertvoller und äußerst kostbarer Ereignisse zur Verfügung steht, dann werden keine Werte mehr in das Innere hineingelebt, sondern nur mehr konsumiert. Das Erleben von Werten artet dann in eine Ansammlung nicht wirklich empfundener Höhepunkte aus, es bleibt an der Oberfläche.

Schöpferische Werte

INFO

Schöpferisches Tätigsein ist nicht zu verwechseln mit Aktionismus. Um schöpferisch tätig zu sein, wird Ruhe benötigt, keine Hektik und Eile. Schöpferische Tätigkeit befriedigt im Inneren, Aktionismus laugt aus.

Die schöpferischen Werte umfassen alles, was der Mensch in seinem tätigen Leben in dieser Welt schafft. Dabei kommen die Fähigkeiten zum Zug, die in seinem Selbst verankert sind. Gelingen dabei Vorhaben, die mit einem relativ großen Einsatz verbunden sind, dann steigt die Freude und lässt das Leben als ein erfülltes erleben. Schöpferische Werte hinterlassen eine Spur in dieser Welt und ohne diese Spur ist der Mensch ärmer. Er spürt, dass ihm etwas fehlt, er fühlt sich unerfüllt.

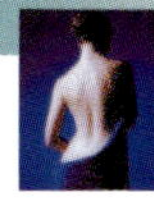

Einstellungswerte

Hat der Menschen überhaupt keine Möglichkeit, etwas zu ändern, kann er immer noch seine Einstellung ändern. Dabei geht es um Haltungen wie Tapferkeit im Leiden, um die Würde, wenn der Mensch auch scheitert, ihm kein Ausweg auf Veränderung bleibt und er sich ins Unabänderliche fügen muss. Hier zeigt sich die innere Leistung des Menschen.

Mit dieser inneren Arbeit schafft er Werte, die allein im Erringen innerer Einstellungen wahrzunehmen sind, den Einstellungswerten. So bleibt dem Menschen letztlich bis zum letzten Atemzug die Verantwortung, um jene Einstellung zu ringen, die das Leben bejahend und förderlich deutet.

Dikatur der Lust

Grundsätzlich entsteht die Lust bei der Beantwortung eines Reizes.

Gut zu wissen

Sigmund Freud

Das Wort Lust spielt bei Sigmund Freud eine große Rolle. In all seinen Schriften kommt niemals das Wort Freude vor, sondern eben das Wort Lust. Für ihn geht das zentrale Streben des Menschen nach der Lust. Wenn aber der Mensch der Lust nachgeht, dann ist er als Folge davon konsequenterweise bemüht, Unlust zu vermeiden.

Wenn aber der Mensch Werten nachgeht, dann stellt er sehr schnell fest, dass Werte etwas kosten. Sie brauchen ihren Einsatz. Oft ist Können notwendig, um sie umzusetzen, manchmal auch Mühe, sie in die Welt zu bringen. Einer der höchsten Werte, die Menschen in ihrem Leben verwirklichen können, das sind Kinder. Doch wie viel Mühe, Sorgfalt, Achtsamkeit, Zuwendung und Einsatz sind aufzuwenden, damit Kinder lebenstüchtig in die Welt schreiten können.

HINWEIS

Der Unlust vermeidende Mensch bleibt auf Dauer unerfüllt. Nur wer tatsächlich Werte ins Leben bringt, erlebt Erfüllung und Freude.

Für viele ist der Preis für Werte zu hoch. Sie bleiben bei ihrem Anspruch an das Leben, dass es die Reize erfüllen müsse, damit sie zu ihrer Lust kämen. Doch die Lust verblasst, der Reiz verbraucht sich, der Mensch stumpft ab. Die Folge davon ist, dass der Betroffene immer intensivere Reize braucht, doch letztlich führt das Reiz-Lust-Geschehen ins Leere.

Das Suchen nach immer neuen Reizsituationen hat einen versteckten Grund. Hinter dem Luststreben und der dahinter liegenden Sucht nach immer neuen Reizen liegt eine passive Lebenseinstellung. Der Mensch wartet darauf, dass ihm das Leben gestaltet wird, dass er etwas erlebt. Dies passt sehr gut zu der früher von der Kirche ausgeübten Praxis, den Gläubigen auf ein passives Wesen zu reduzieren, dem nichts anderes zusteht, als die Gnadenangebote anzunehmen, zu funktionieren und dem Gottesdienst andächtig beizuwohnen, ihn zu konsumieren.

Erlebnisse dürfen allerdings nicht abgewertet werden (s. „Erlebniswerte“, S. 40). Problematisch wird es nur dann, wenn die anderen Wertebereiche übersehen werden. Der Alltag des Menschen richtet sich allerdings häufig auf die passive Erfüllung von Reizen im Hinblick auf Lustgewinn. Als Konsequenz entsteht auf Dauer das Gefühl einer inneren Leere. Dann wird versucht, diese durch verstärktes Konsumieren zu übertönen. Innerlich stumpfen die Gefühle ab, der Mensch wirkt blutlos und blasiert. Das ganze Leben mit all seinen überraschenden Ereignissen wird zur Selbstverständlichkeit, es entsteht eine schreckliche Langeweile. Die Reize müssen immer stärker, lauter oder intensiver und die Abenteuer immer waghalsiger sein.

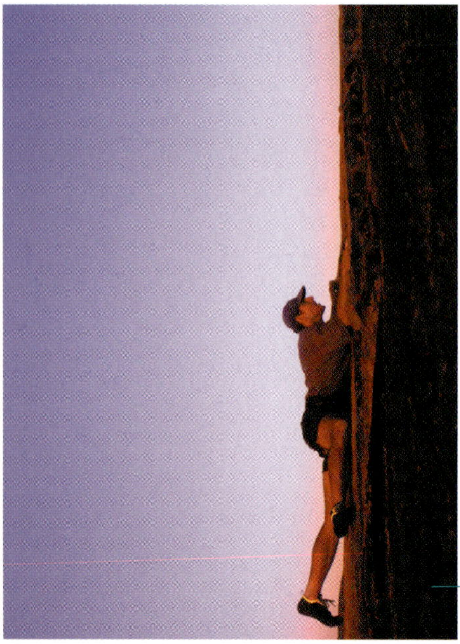

Die Suche nach dem immer noch größeren „Kick“ führt häufig zu waghalsigen Abenteuern.

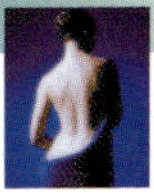

Patientenbericht

Aus der Praxis

Ein junger Mann klagte, dass er des Lebens überdrüssig sei. Er fühle eine innere Leere und sei von der Welt frustriert. Seine Stimme klang müde, er strahlte eine Atmosphäre der Gelangweiltheit aus. Beim Erzählen kam ich aus dem Staunen nicht mehr heraus. Er hatte alle möglichen Reisen hinter sich, auch gab es schon genug Frauen, die ihn einiges hatten erleben lassen. In dem erlernten Beruf war er nicht lange tätig gewesen. Er war satt. Er hatte sich „vollgefressen" und es war ihm übel, lebensübel. Bei der Schilderung neuerlicher Reisepläne klang keine Entschiedenheit mehr mit. „Mehr vom selben", war mein Gedanke. „Du drehst dich im Kreis, und kommst nicht heraus!" Er kannte nicht den Unterschied zwischen Erlebniswerten und schöpferischen Werten. Sein Leben war für ihn durch Erlebniswerte definiert. Durch ihre Dominanz war alles andere zur Seite gedrängt und entwertet worden. Es brauchte einige Zeit, bis er den Mut fand, sich die anderen Werte zu erarbeiten. Dagegen stand die Angst, wenn er nichts erlebe, wäre er vom Leben ausgeschlossen. Schließlich konnte er immer mehr Freude an seinen schöpferischen, gestalterischen Fähigkeiten gewinnen. Aber es war ein mühsamer Weg. Er musste nicht nur sein ganzes Wesen bis in sehr tiefe Schichten bearbeiten, sondern auch vergessene Techniken und Fähigkeiten wieder zu neuem Leben erwecken.

Eine einseitige Diktatur durch die schöpferischen Werte kann genauso den Zugang zu einem erfüllten und geglückten Leben verstellen. Diese Diktatur ist viel häufiger als die vorhin beschriebene und heißt Leistungszwang. Der Endpunkt einer totalen Leistungsdiktatur ist unter Umständen eine Erschöpfungsdepression und sollte unbedingt genauso fachkundig betreut werden.

Bedeutung der Kindheit

Die wesentlichen Grundlagen des Menschen werden in der frühen Kindheit gelegt. Die Eltern und hier vor allem die Mutter können nicht losgelöst vom System des umgebenden Milieus gesehen werden, was einen entsprechenden Einfluss auf das heranwachsende Menschenkind hat.

Die Wirkung der Eltern als Beispiel beginnt schon früh, wenn Kinder sehen, wie die Eltern sich bemühen vor den anderen „gut da-zustehen“ und auch sie dazu anleiten, den Schein zu wahren. Solchen Einstellungen liegt die Struktur zugrunde: „Ich muss grundsätzlich davon ausgehen, dass ich mir das Wohlwollen meiner Mitmenschen verdienen muss!“ Diese Menschen haben kein Gespür für den eigenen Wert entwickelt und sind darauf angewiesen, sich ihren Wert von anderen zuschreiben zu lassen (s. Calcium fluoratum Nr. 1, S. 64). Dadurch entfernen sie sich immer mehr von ihrem eigentlichen Wert, was sie im Innersten unzufrieden und unsicher macht.

Es besteht die große Gefahr, dass ein solcherart geprägter Mensch auch als Erwachsener bei den in der Kindheit erlernten Verhaltensweisen bleibt, die ihm das Überleben sicherten. Dieses Festhalten stellt ihn außerhalb des Lebensflusses (s. Natrium chloratum Nr. 8, S. 104).

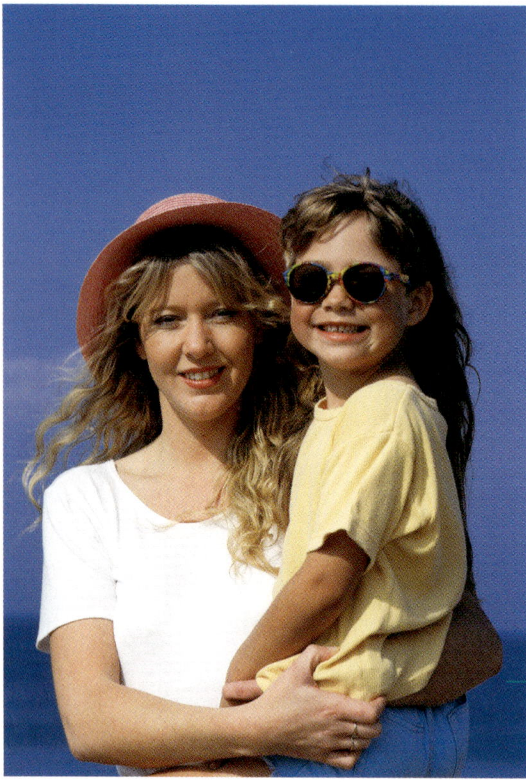

Geben Sie Ihrem Kind das Gefühl, dass es um seiner selbst willen geliebt wird.

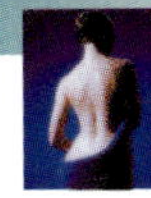

Wofür Menschen sich einsetzen

Da es im Leben meistens nicht um den Menschen selbst geht, wird Götzen geopfert: Leistung, Jugendlichkeit, Erfolg, Stärke, Dynamik, Perfektion, Karriere, Konsum. Diese aber verstärken das Wegdrücken des eigenen Lebens. Je mehr den Götzen geopfert wird, umso mehr verlangen sie. Das heißt etwa, je mehr sich jemand über die Leistung als wertvoller Mensch erlebt, umso mehr muss er leisten, weil sich die Wertschöpfung mit der Zeit abnützt. Die Antwort auf die Frage: „Was habe ich davon, wenn ich viel leiste?" heißt dann vordergründig: „Weil ich dann viel verdiene." Aber im Hintergrund steht auch die Antwort: „Weil ich dadurch wertvoll bin."

Gut zu wissen

Aufgeblähte Werte

Wird ein Wert im Leben besonders aufgebläht, beginnt er den Menschen zu tyrannisieren. Beim Kniefall vor der Leistung etwa werden alle anderen Bereiche des Lebens, wie Partner, Freunde, Urlaub, Hobby oder Freizeit förmlich an den Rand gedrückt. Der Mensch fühlt sich mit der Zeit erschöpft und niedergedrückt. Es entstehen depressive Stimmungen und es kann sich ohne weiteres daraus eine Depression entwickeln.

In diesem Zusammenhang sei darauf verwiesen, wie viele Probleme uns dadurch beschert wurden, dass die Technik vergöttert wird. Vergöttern und sinnvoll damit leben ist ein riesiger Unterschied. Als Folge haben sehr viele technische Formulierungen im Leben Einzug gehalten. Sie stellen indirekt Forderungen auf, die das Leben in eine technische Konstruktion transferieren und somit entfremden.

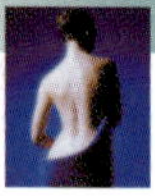

Leistungszwang

Wird nur die materielle Ebene im Menschen berücksichtigt, kommen alle anderen Ebenen unter die Räder. Die Unterdrückung, ja Verleugnung der inneren Person ist in der heutigen Zeit grausame Realität, die dazu führt, dass diejenigen, die ihr eigenes Leben aufgaben, auch die anderen derselben „Zucht“ und „Ordnung“ unterwerfen wollen (s. Kalium phosphoricum Nr. 5, S. 87).

HINWEIS

Der Wert eines Menschen berechnet sich nicht nach dem, was er leistet. Das in der Gesellschaft herrschende Leistungsdenken ist kritisch zu hinterfragen und nicht jeder Forderung sollte unreflektiert nachgekommen werden.

Viele leiden darunter, dass sie als Person nicht zum Leben kommen, sondern nur als funktionierende Elemente eines wirtschaftlichen Gesamtzusammenhanges gesehen und geduldet werden. Auch Sprichwörter unterstreichen diese Einstellung, ja sie bestärken oft die im Leistungszwang steckenden Menschen, wie „Müßiggang ist aller Laster Anfang!“ Als Folge dieser beherrschenden Einstellung kann man oft genug von älteren Menschen hören: „Seit ich nichts mehr leisten kann, bin ich nichts mehr wert!“

Vorschriften

Heutzutage wird nur wenig Rücksicht darauf genommen, was dem Leben des Einzelnen entspricht und was nicht. Die Erfüllung von Vorschriften wird oft genug ins Zentrum des Lebens gestellt, sogar als das Leben schlechthin dargestellt. Leben wird und ist dann eine äußere Formulierung, ein leerer Vollzug von gewussten, auswendig gelernten Strukturen, deren Erfüllung mit Anerkennung belohnt wird. Die Menschen wirken dabei leblos, wie tot.

TIPP

Versuchen Sie den Schaden und die Lebensverminderung bei sich und anderen zu erkennen, die durch ein nur nach Vorschriften ausgerichtetes Leben angerichtet werden. Dann besteht die Chance, das Verhalten zu ändern.

Die Betonung der rein äußeren Erfüllung von Verhaltensnormen ist dazu angetan, den Menschen in die Lüge zu treiben. Er muss auf die Darstellung seiner tatsächlichen inneren Haltung verzichten und ist gezwungen, wenn er in bestimmten Kreisen angenommen werden will, ein äußeres Erfüllen von erwarteten Verhaltensweisen vorzutäuschen, mit denen er nicht übereinstimmt. Das ist dann Leben nach Rezept und Plan, wie es die Gesellschaft fordert (s. Ferrum phosphoricum Nr. 3, S. 75).

Druck der Gesellschaft

Insgesamt entsteht durch das moderne Leben, aber auch durch das enge Zusammenleben ein Druck, der jeden Einzelnen stark beeinflusst. Dieser Druck beginnt schon im Kindergarten, geht weiter in der Schule und setzt sich im Berufsleben fort. Gerade im Berufsleben gibt es heutzutage oft sehr großen Druck.

Vielfach fühlen sich Menschen als Spielball der Gesellschaft, der Öffentlichkeit oder von Gruppen und fühlen sich entsprechend hilflos. Manchmal erscheint dem Einzelnen die Flucht in die Krankheit der einzig mögliche Weg aus der Krise.

Eine Überforderung durch die Erziehung (nicht einfühlende, harte, jähzornige oder verwöhnende Eltern) oder äußere Faktoren wie Armut, Arbeitslosigkeit oder Krankheiten können Menschen in größte Not bringen und zermürben. Psychosomatische Beschwerden tauchen beispielsweise unverhältnismäßig häufig bei Arbeitslosen auf. Wenn die Arbeitslosigkeit nicht Ausdruck psychischer Problemlagen ist, handelt es sich um gesellschaftlich verursachte Erkrankungen. Dieser psychische Druck strapaziert zusätzlich zu den schon vorhandenen körperlichen Belastungen die Gesundheit, vor allem das Immunsystem. Männer verhalten sich oft Einstellungen entsprechend, die einseitig auf Leistung, Konkurrenz, Arbeitspensum, Tempo und Wettbewerb ausgerichtet sind. Dieses super-männliche Leistungsideal ist gekennzeichnet durch technokratisches Sachzwangdenken, scheinbare Angstfreiheit und Gefühlsabgespaltenheit.

INFO

Besonders das Immunsystem leidet unter psychischem Druck, gleich wodurch er verursacht ist.

Individualität – Individualismus

In seiner Individualität ist der Mensch einmalig und einzigartig. Im Sinne einer geglückten Individuation wird er aufgrund seiner Möglichkeiten die Welt erfassen und mit ihr verantwortungsbewusst umgehen. Er versteht sich als Teil der Erde und damit mitverantwortlich und nicht außerhalb von ihr.

Der Individualismus ist eine Betrachtungsweise, die das Individuum zum Ausgangspunkt des Denkens und Handelns aufgrund der subjektiven Wertvorstellungen und Normen nimmt. Wird er übertrieben, ist das Individuum nicht mehr in eine Gemeinschaft eingebettet, sondern macht sich seine Regeln selbst und erhebt sich zum Zentrum des Lebens. Alle anderen hätten sich dann nach ihm zu richten, was letztlich eine sehr problematische Lebenshaltung ist. Aus einer derartigen Grundhaltung lässt sich möglicherweise die dramatische Zunahme der Singles erklären. Die Vereinzelung und die damit verbundene Vereinsamung der Menschen nimmt in den Industrienationen dramatisch zu.

Ein Individualist versteht sich als jemand, der sich aus einer inneren Einstellung heraus klar von seiner Umgebung abgrenzt, aber nicht ausgrenzt. Es kann aber auch ein Mensch sein, der sein Selbstverständnis darauf begründet, dass er grundsätzlich alles anders tun muss, als es alle anderen tun. Er grenzt sich damit selbst aus, weil er letztlich nie mehr dort mitmischen kann, wo schon andere sind.

Abgrenzung

INFO

Abgrenzung ist da sinnvoll, wo es um überzogene und unangemessene Ansprüche geht, um den eigenen Schutz. Eine totale Abgrenzung ist dagegen problematisch.

Die Abgrenzung ist grundsätzlich ein sehr heikles Thema. Sie wird sehr häufig mit dem Schutz, den jemand braucht, verwechselt. Wenn aber jemand Grenzen zieht, er z. B. mit bestimmten Menschen nicht zusammen sein will, sind das nicht unbedingt Menschen, vor denen er sich schützen muss. Geht es um die Abgrenzung bezüglich bestimmter Vereinbarungen mit dem Partner oder jemand anderem, handelt es sich nicht zwangsläufig um einen Bereich, der zu schützen ist, sondern um Übereinkünfte, die zum Zusammenleben oft unabdingbar dazu gehören.

Entscheidet sich jemand für bestimmte Bereiche, mit denen er sich künftig beschäftigen will, heißt das noch nicht, dass er sich vor allen anderen Bereichen, von denen er sich verabschiedet, schützen müsste. So gesehen bringt das Wort Abgrenzung einen sehr dynamischen Prozess ins Blickfeld, der hauptsächlich von inneren Entscheidungen geprägt ist und nicht von außen aufgezwungenen Reaktionen.

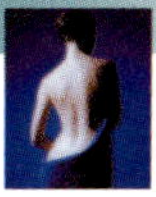

Beim Versuch sich abzugrenzen schauen die meisten Menschen auf das, was sie von den anderen nicht möchten, das sie meinen abwehren zu müssen. Damit sind sie bei den anderen und nicht bei sich selbst.

Patientenbericht

Aus der Praxis

Eine Frau hatte in einer mehrjährigen Therapie gelernt, sich gegen andere abzugrenzen. Ihr ganzes Sinnen und Trachten war darauf ausgerichtet, was die Mutter oder der Vater von ihr wollen könnten, was sie ablehnen müsste, weil sie dabei nicht geachtet oder gesehen würde. Es war sicher harte Arbeit und auch notwendig. Sie musste sich immer wieder gegen Übergriffe zur Wehr setzen. Aber nach einem kurzen Gespräch wurde sichtbar, dass etwas fehlte. Durch das unentwegte Schauen auf die anderen hatte sie ganz vergessen, dass es sie selbst auch noch gab. Sie hatte sich in all den Jahren des Kampfes nie die Frage gestellt, was sie selbst denn wolle. Sobald sie das wusste, konnte sie sich viel besser abgrenzen, aber auch auf andere eingehen.

Die beste Abgrenzung besteht im Ergründen des eigenen Wollens. Diese Klärung führt zu einer klaren Linie und hilft auch, den eigenen Weg leichter zu gehen. Der eigene Wert wird nicht gegen einen anderen Wert durchgesetzt, sondern vorgezogen. Diese innere Einstellung ist deshalb von so großer Bedeutung, weil dann nicht das Gefühl der Gegnerschaft oder gar Feindschaft gegenüber dem anderen entsteht, sondern die Einstellung, dass der Wert des anderen genauso seine Berechtigung hat, aber jetzt nicht zum Zug gekommen ist. Es muss also das Wollen des anderen nicht ununterbrochen abgewertet werden, damit es auch abgelehnt werden kann.

Die krankmachenden Faktoren sind nicht immer Bereiche, gegen die sich der Mensch schwer schützen kann, sondern häufig nicht getroffene Entscheidungen, die Einflüssen von außen ungewollterweise Tür und Tor öffnen.

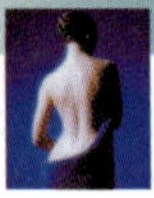

Sichtbarwerden von Störungen

Alle beschriebenen Einflüsse führen erst dann zu Störungen, wenn das körpereigene Puffersystem nicht mehr funktioniert. Das Puffersystem verhindert normalerweise, dass eine Störung sofort sichtbar wird.

Störungen auf der charakterlichen Ebene, vor allem aber Zwanghaftigkeiten beanspruchen den Organismus in besonderem Maße. Sie verschleißen Mineralstoffe im Übermaß, die dann nicht schnell genug nachgeliefert werden können. Mit der Zeit sind die der zwanghaften Struktur entsprechenden Mineralstoffe aufgebraucht und der Organismus muss zu einem Notprogramm greifen. Er baut, nachdem die Speicher erschöpft sind, Gewebe ab, was zu dramatischen Prozessen führen kann, z. B. Osteoporose.

Gut zu wissen

Schüßler und die Psychosomatik

Der wesentliche Beitrag der Biochemie nach Dr. Schüßler in der Psychosomatik besteht darin, dass sie über den Hinweis auf die Speicher im Körper verständlich macht, warum manche Störungen verzögert auftreten. Manchmal machen sich Probleme gar erst im Nachhinein bemerkbar, wenn die psychische Belastung bereits vorüber ist. Außerdem ist es der Biochemie nach Dr. Schüßler möglich, über das Verständnis von den Speichern einen möglichst lückenlosen Ablauf der Störung darzustellen!

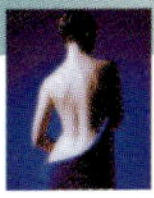

Sprache des Körpers

Das bisher entwickelte Bild über Phänomene des Körpers präsentiert sich so: Das, was vom Menschen scheinbar eindeutig wahrgenommen werden kann, ist offenbar sein Körper. Er ist messbar, wägbar, analysierbar und die in ihm ablaufenden Prozesse lassen sich ziemlich exakt beschreiben. Schwierig ist es allerdings, von den körperlichen Phänomenen auf andere Ebenen zu schließen.

Allzu oft werden physikalische Gesetze bei den Deutungen verwendet. Kausales Denken, das automatisch bemüht ist, logische, erklärbare und vor allem ursächlich zusammenhängende Erklärungen zu suchen. Der Körper ist jedoch immer vieldeutig. Darum scheitern alle Versuche, das Innere des Menschen aufgrund seiner körperlichen Erscheinung im Zuge einer eindeutigen, so genannten wissenschaftlichen Gesetzlichkeit zu erfassen. Es muss also andere Möglichkeiten geben, das Erscheinungsbild des Menschen auch bis in tiefere Schichten hinein zu verstehen.

Was sind solche tieferen Schichten? Manchmal wird vom Unbewussten oder Unterbewusstsein gesprochen. Vielleicht ist es auch der so genannte seelische Bereich. Dann wäre der Körper eine Widerspiegelung der Seele, wobei die Frage nach der Seele sich wieder eröffnen würde (s. „Zweiteilung in Körper und Seele", S. 12).

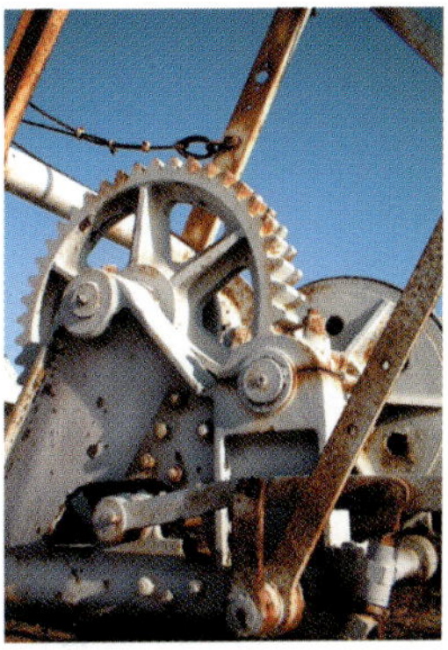

Der Mensch funktioniert nicht wie ein mechanisches Gerät.

INFO

Das naturwissenschaftlich-technische Denken kann nicht auf den Menschen angewendet werden. Der Mensch ist mehr als nur sein Körper.

Der Körper – ein Symbol?

Im Sinne des objektivierenden und analysierenden Denkens, vor allem aber des polarisierenden ist durchaus denkbar, dass der Körper als Zeichen verstanden wird. Steht doch im polarisierenden Denken der Körper der Seele gegenüber. Auf Grund der Zweiteilung bestünde die Möglichkeit, den Körper als Symbol der Seele anzusehen, der auf sie hinweist und durch seine Symbolhaftigkeit Aufschluss über sie gibt. Wenn der Mensch aber als eine Ganzheit, als ein Individuum, also etwas Unteilbares, gesehen wird, ist eine solche Konstruktion undenkbar. Der Körper ist kein Zeichen, das auf etwas anderes hinweist, sondern selbst integrierender Bestandteil des Wesens Mensch.

Dick und dünn

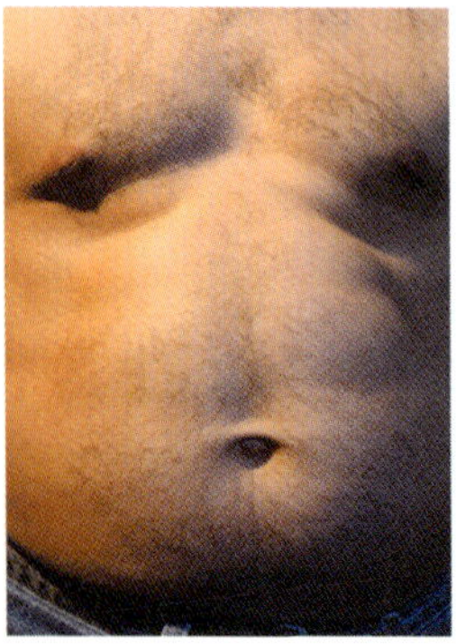

HINWEIS

Es gibt nicht nur Menschen, die Unmengen von Nahrung in sich hineinschlingen. Genauso können auch Ideen oder Gedanken anderer im Unmaß aufgenommen werden.

Die Frage nach dem Warum ist immer bezogen auf Überlegungen bezüglich der körperlichen Grundlagen. Eine ganz andere Frage ergibt sich im analogen Verständnis. Dabei wird gefragt, was für ein Prozess hinter dem steht, was sich körperlich zeigt. Es geht um einen analogen Vorgang, den es zu entdecken gilt. Daher spielt die phänomenologische Betrachtung eine große Rolle.

Auf der körperlichen Ebene kann der Mensch nicht zwischen nützlich, Ballast und belastenden Stoffen bei der Nahrungsaufnahme unterscheiden. Er nimmt alles auf und lagert es im Körper an. Auf der charakterlichen Ebene ist es genauso. Alle Impulse, Anregungen, Herausforderungen, Gespräche werden ohne Filter aufgenommen. Es wird wohl an der Oberfläche oft vordergründig Stellung bezogen, aber in den tiefen Schichten gibt es keine Abgrenzung. Alles ist offen. Da nichts verarbeitet wird, bläht es ebenso auf. Es gibt auf alles und jedes eine Antwort, aber letztlich keine innere Verarbeitung.

Das körperliche Polster ist der analoge Vorgang zum innerlich Aufgeblasen-Werden. Woher kommt das? Ich gehe bei solchen Menschen von einer Kindheit aus, in der kein Widerspruch zugelassen wurde. Bei Nichterfüllen dieser Forderung, also einem Widerspruch, mussten aus der subjektiven Sicht des Kindes so furchtbare Folgen befürchtet werden, dass jeglicher innere Widerstand gegen alles, was von außen kam, aufgegeben wurde. Ob die befürchteten Ereignisse nun körperlicher oder psychischer Natur waren, die Wirkung war dieselbe.

Menschen, die unfähig sind sich abzugrenzen, werden als umgängliche, gemütliche Menschen beschrieben. Sie sind es aber auf keinen Fall freiwillig.

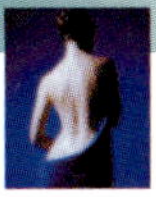

Anders ist es bei einem Menschen, der unter dem Eindruck der dramatischen äußeren Umstände seinen Widerstand nicht komplett aufgibt, sondern im Gegenteil komplett „zumacht“. Er verschließt seine tiefsten Schichten, nichts kann an ihn heran. Auf der körperlichen Ebene heißt das, dass er zu essen aufhört, während derjenige, der zur Korpulenz neigt, zu essen beginnt.

In beiden Fällen ist eine behutsame und überzeugende Anleitung für eine klug gewählte Abgrenzung notwendig. Aber ansetzen muss die Arbeit an dem traumatisierenden Erlebnis, das die uneingeschränkte Öffnung oder komplette Verschließung zur Folge hatte. Die Person muss ermutigt werden, Entscheidungen zu treffen. Denn auch der, der nichts an sich heranlässt und auf der körperlichen Ebene dünn ist, entscheidet nicht, dass er nichts isst, sondern es wird über ihn entschieden. Nicht die Frage: „Warum ist jemand dick/dünn?“ ist zielführend, sondern: „Was drückt sich dadurch aus, dass jemand dick/dünn ist?“

Der dick ausgeformte Körper zeigt auf der körperlichen Ebene, was auf der charakterlichen nicht vorhanden ist, nämlich eine Schutzschicht, die die Einflüsse von außen ein wenig filtert. Beim dünnen Menschen zeigt der Körper, dass er nichts hineinlässt, er dadurch aber auch nichts anlagern kann. Er wirkt eher ungemütlich, kalt, ja unter Umständen unnahbar, auf jeden Fall unverbindlich.

Nixenwesen

Es gibt Menschen mit einem schlanken, zierlichen Oberkörper und einem unförmig breit ausgebildeten Unterkörper. Was bedeutet dies und was wird dadurch ausgedrückt? Der deutlich betonte Unterkörper weist auf mangelnden Bodenkontakt hin. Es scheint, als ob der Mensch schon in höhere Sphären abzuheben versucht. Tief im Inneren baut die Person eine Bodenlastigkeit auf, die sich auf der körperlichen Ebene durch den stark betonten Unterkörper ausdrückt.

HINWEIS

Wie die Proportionen des Körpers ausgebildet sind, verrät viel über die Stellung eines Menschen zur Welt.

Die starke Ausbildung des Unterkörpers überwiegt bei Frauen, so dass man von Nixenwesen sprechen könnte im Sinne zweier verschiedener, fast voneinander unabhängiger Körperteile bzw. Ausformungen. Provozierend könnte man fragen: „Entfliehen Frauen lieber als Männer den irdischen Bedingungen?“ oder „Tendieren Männer dazu, sich in diese Welt zu verbohren und den Blick auf die spirituellen Ebenen zu verlieren?“

Bei Männern bildet sich häufig der Oberkörper extrem aus, welcher dann auf sehr dünnen Beinen ruht. Auch hier ist die Unangemessenheit der Antwort auf diese Welt in den Körper hineingeschrieben.

Spinnenwesen

Aussagekräftig ist auch das Verhältnis von Körper zu Gliedmaßen. Sind Rumpf und Kopf massiv ausgeprägt, dagegen Arme und Beine eher zierlich, dann ist das der direkte Hinweis, dass sich der Mensch endlich um sich selber kümmern, sein Augenmerk auf sein eigenes Leben legen sollte. Im umgekehrten Falle, wenn Rumpf und Kopf im Vergleich zu den Gliedmaßen nur wenig, wenn nicht gar kümmerlich ausgebildet sind, sollte der Mensch endlich sein Augenmerk auch auf seine Umgebung richten.

Die Beine sind für die Erdung, den guten Bodenkontakt notwendig und in den Armen ist die Notwendigkeit der sozialen Ausrichtung dokumentiert.

HINWEIS

Bei der Bearbeitung zwingender Strukturen ist es unbedingt notwendig, sich durch die prägenden und erschreckenden Erlebnisse hindurchzuarbeiten, damit sie ihren Schrecken verlieren.

Die Augen

Bei tief liegenden Augen gelten die gleichen Überlegungen wie beim mageren Menschen. Sie sind die Empfehlung, mehr auf das eigene Leben zu schauen. Wahrscheinlich wurde der Mensch in seinem Leben irgendwann so verschreckt, dass er nicht mehr in der Lage ist, auf sein eigenes Leben zu schauen. Er ist ununterbrochen dabei, sich nach anderen auszurichten, vor allem nach jenen Menschen, die der Person am ähnlichsten sind, von der die schockartigen Erlebnisse verursacht wurden. Die Auflösung der zwingenden Struktur führt letztlich an diesem schockartigen Erlebnis vorbei in die Freiheit.

Bei vorstehenden Augen wird davon ausgegangen, dass der Mensch gelernt hat, trotz aller Achtsamkeit auf andere, seine eigenen Ziele durchzusetzen. Es ist dies die Haltung der „rücksichtsvollen Rücksichtslosigkeit". Letztlich ist es notwendig, endlich tatsächlich bei den anderen zu sein. Die gigantische, erdrückende Angst, dass die eigenen Bedürfnisse nicht zum Zug kommen könnten, muss abgelegt werden. Diese Angst drückt den Menschen förmlich von innen nach außen.

Rote Haare

In früheren Zeiten war es gefährlich, rote Haare zu haben. Allzu leicht wurden Menschen allein aufgrund ihrer roten Haarfarbe auf dem Scheiterhaufen verbrannt. Auch heute noch ist die Kraft des Normalen, des Normativen sehr groß.

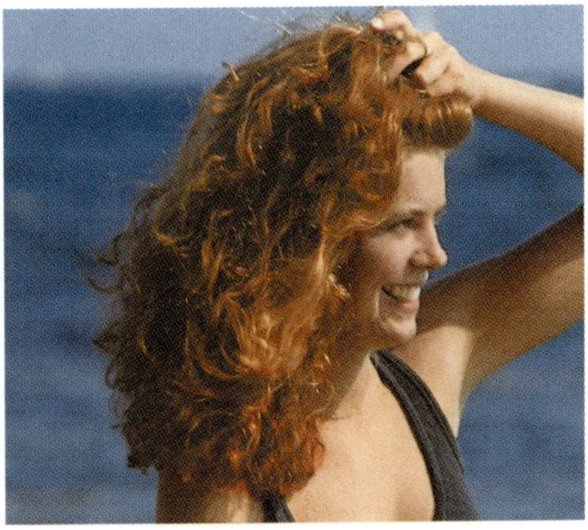

Rote Haare sind noch immer etwas Besonderes.

Menschen mit roten Haaren haben einen großen Mangel an Kalium sulfuricum Nr. 6 in Verbindung mit Melanin, was die Hellhäutigkeit bedingt. Diese Menschen werden durch den Einfluss der Sonne nicht braun, sondern rot. Was aber ist Ursache, was Wirkung? Verbrauchen rothaarige Menschen aufgrund ihrer psychischen Disposition so viel Kalium sulfuricum Nr. 6 und ist die Haut dadurch wenig pigmentiert oder verbrauchen sie so viel dieses Mineralstoffes, weil die Haut wenig Pigmente enthält? Möglich ist auch, dass rothaarige Menschen aufgrund ihrer Abweichung von der Norm als etwas Außerordentliches angesehen werden und durch diese Belastung von dem entsprechenden Mineralstoff so viel verbrauchen.

Auffallen um jeden Preis

Verhaltensauffälligkeiten können immer zweierlei bedeuten. Entweder handelt es sich um eine durch einen Mangel an Mineralstoffen ausgelöste Störung im Stoffwechsel oder um zwingende Strukturen. Engstellen im Charakter treiben dann zu extremem Verhalten, was auf der körperlichen Ebene ebenso einen Mangel an Mineralstoffen zur Folge hat.

- Hyperaktivität: Wenn die Umtriebigkeit von charakterlichen Strukturen ausgeht, handelt es sich sehr häufig um eine Problematik wie bei Calcium phosphoricum Nr. 2 dargelegt (s. S. 71).
- Inaktivität: Die einer Inaktivität zugrunde liegenden Strukturen haben ihren Hintergrund meistens in den Problemen, die bei Silicea Nr. 11 beschrieben werden (s. S. 124).
- (Über)angepasstheit: Das überangepasste Kind hat mit Strukturen zu tun, die bei Kalium sulfuricum Nr. 6 (s. S. 93) und Calcium fluoratum Nr.1 (s. S. 64) erörtert werden.

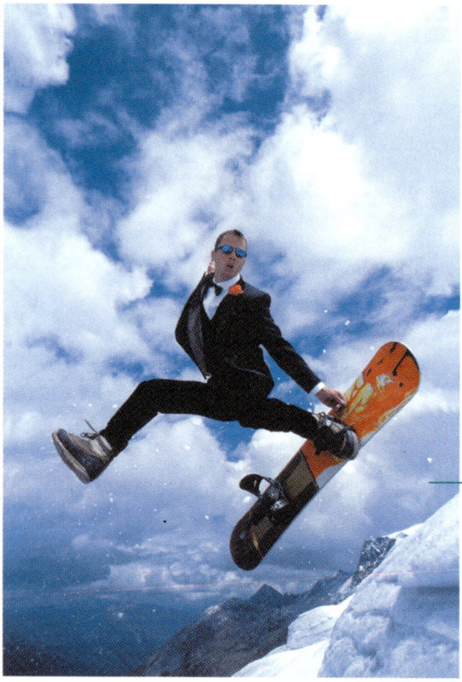

Ein Hang zum Auffallen kann unterschiedliche Ursachen haben.

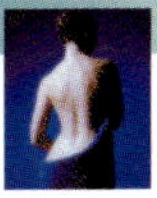

Die Ebene des Charakters als Pool

Jeder Mensch findet auf seiner charakterlichen Ebene alle Möglichkeiten vor, die es auf dieser Ebene überhaupt gibt. Sein Leben, die Umstände, aber vor allem seine Art, wie er auf die Fragen des Lebens antwortet, und sein Temperament, lassen ihn jene Strukturen auswählen, die er für sinnvoll hält. Damit ist er nicht auf einen Typ festgelegt, sondern hat Zeit seines Lebens jede Möglichkeit, weitere, ihm noch unbekannte Strukturen und Handlungsmodelle auszubilden.

Der Charakter des Menschen

Der Charakter jedes Menschen stellt einen Ausschnitt aus den Möglichkeiten dar, die in der Ebene des Charakters vorliegen. Im Laufe des Lebens, vor allem in der Kindheit, übernimmt der Mensch seine Verhaltensweisen, mithilfe derer er sein Leben meistern kann. Was er erlebt, welche Strukturen und Handlungsmodelle er übernimmt, alles stellt eine Auswahl aus der charakterlichen Ebene dar. Diese Ebene ist eine ganz entscheidende, denn sie begründet das Wie-Sein des Menschen. Daraus formt sich sein Selbstverständnis. Alle Begriffe, die mit dem Wort „selbst“ verbunden sind, haben mit der Eigenart des Menschen zu tun: Selbstverwirklichung, Selbstbehauptung, Selbstsicherheit, Selbständigkeit, aber auch problematische Ausdrücke wie Selbstherrlichkeit, Selbstüberheblichkeit.

Zu Problemen mit der Person als innerster Ebene des Menschen kommt es dann, wenn diese eigene Art zwanghaften Charakter hat, wenn der Mensch in diese Strukturen des Selbst eingesperrt ist. Die Formulierungen: „Ich kann nicht anders! Ich bin eben nun mal so!“ oder: „Es kann eben niemand aus seiner Haut heraus“ sind ein deutliches Kennzeichen der Einengung einer Person in die Struktur des Selbst. Viele Menschen sind oft nur zeitweise und in bestimmten Lebensbereichen charakterlich verschlossen bzw. eingeschlossen.

INFO

Das Da-Sein des Menschen in der Welt ist keine Einbahnstraße. Verschließt sich jemand der Welt, kommt nichts in ihn hinein, aber auch nichts aus ihm heraus. Ist er zu offen, kann alles ungebremst in ihn hinein- und herausströmen.

„Ich kann nicht aus meiner Haut heraus" bedeutet aber auch, dass von außen niemand Zugang hat. Alles prallt am Betroffenen ab. Aus der Tiefe der Person erhält er die Botschaft, dass das Leben an ihm vorbeigehe. Sehnsucht nach dem eigenen Leben tritt auf. Schließlich ist es das innerste Bedürfnis, berührt zu werden.

Mit der inneren Verfassung hängt die gemütsmäßige und gefühlsmäßige Verfassung zusammen. Auch das Energiefeld wird von dort wesentlich mitbestimmt und vor allem der Körper.

TIPP

Niemand sollte sich damit begnügen, in bestimmten Schubladen zu stecken, auch wenn dies für die Umwelt einfacher ist. Änderung und inneres Wachstum bieten zeitlebens neue Möglichkeiten und lassen Lebendigkeit spüren.

Charakter – festgelegt oder veränderbar?

Der Mensch ist nicht auf jene Strukturen festgelegt, die er in seinem Leben nach innen genommen hat. Vielfach werden Menschen auf bestimmte Typen festgelegt, weil dann die Orientierung für die Umgebung wesentlich leichter fällt. Sie werden in Schubladen geschoben. Beispiele dafür, den Menschen in eine Typologie einzuordnen, sind z. B. einseitig verstandene Sternbilder oder das Enneagramm.

Grundsätzlich ist der Mensch nicht auf bestimmte Strukturen oder Verhaltensweisen festgelegt. Viele glauben, der Charakter sei unveränderlich, ja sogar vererbt. Menschen verändern ihren Charakter unter dem Einfluss von schweren Krisen oder Krankheiten bis in tiefe und sogar tiefste Schichten. Sie bilden dabei Eigenschaften aus, die zwar im gesamten Charakterfeld zu finden sind, aber bis zu dieser Krise noch nicht ausgebildet waren. Unbekannte Strukturen können oft jedoch nicht so leicht erobert werden. Es ist wie Arbeit im Steinbruch.

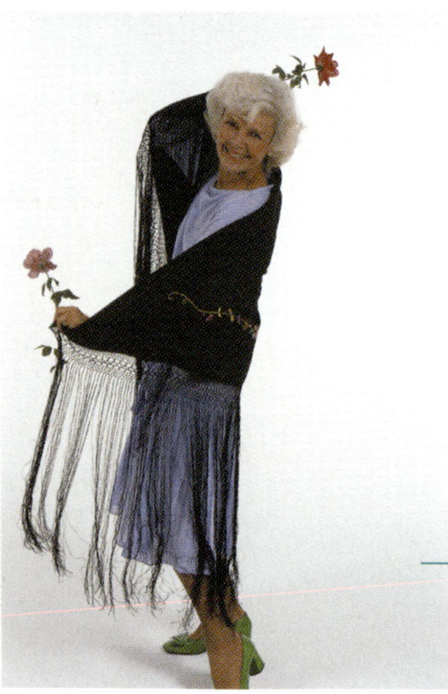

Auch im Alter ist man nicht unverrückbar festgelegt und kann noch Spaß an der Veränderung haben.

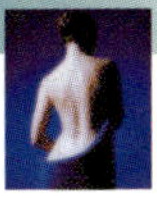

Schüßler-Salze bei Störungen des Charakters

Zwänge beeinflussen den Verbrauch der Betriebsstoffe im Körper stark. Schließlich tritt ein Mangel ein. Doch bis sich ein Mangel in den Speichern in Störungen im Körper zeigt, braucht es seine Zeit.

Umgekehrt jedoch darf nicht davon ausgegangen werden, dass das Beheben der körperlichen Störung durch die Einnahme des entsprechenden Mineralstoffes die Struktur im Charakter verändern könnte. Das wäre ein billiger Automatismus, der die Freiheit des Menschen missachten würde, ebenso wie seine Fähigkeit, sich eigenständig durchzuarbeiten. Wer allerdings lange genug die Mineralstoffe nach Dr. Schüßler einnimmt, hat auf diese Weise eine konsequente Haltung ausgebildet, die wieder Rückwirkungen auf die eigene Lebensgestaltung und die charakterliche Ausformung hat.

Die Einnahme des Mineralstoffes kann den Betroffenen von einer inneren Enge auf der körperlichen Ebene entlasten und so das Arbeiten an den entsprechenden charakterlichen Strukturen, Prägungen oder Engstellen erleichtern, vielleicht sogar erst ermöglichen. So gesehen sind die Zeichen von Mineralstoffmängeln unter Umständen ein wertvoller Hinweis, woran der Einzelne an seinem Charakter arbeiten sollte.

INFO

Die Schüßler-Mineralstoffe können keine Wunder bewirken und den Charakter eines Menschen verändern. Sie können aber Störungen auf der körperlichen Ebene beseitigen und damit den Blick auf das Innere ermöglichen.

Gut zu wissen

Kein Automatismus zwischen Körper und Charakter

Es ist unbedingt zu beachten, dass die Zusammenhänge nicht zwangsläufig sind. Von einem bestimmten Mangel im Körper lässt sich nicht automatisch auf eine bestimmte charakterliche Struktur schließen. Der Mineralstoffmangel kann auch auf anderen Ebenen, z. B. auf der energetischen Ebene seine Ursache haben. Wäre der Anwender der Mineralstoffe darauf fixiert, dass Mängel nur von der charakterlichen Ebene her verursacht sind, würde er die anderen Möglichkeiten sträflich vernachlässigen!

Charakterliche Zusammenhänge

Menschen, die sich mit ihrem eigenen Leben beschäftigen, haben auch die Offenheit, nach notwendigen Veränderungen Ausschau zu halten. Sie besitzen die Bereitschaft, Veränderungen durchzuführen und der Selbstgestaltungswille ist sehr groß. Leitfaden kann der wichtige Satz: „Erkenne dich selbst!" sein, der in „Erkenne dich!" und „Erkenne dich selbst!" aufgeschlüsselt werden kann. Der erste ruft nach der Person, wie sie sich dem Leben stellt, wie sie an ihrem Selbst zu arbeiten bereit ist, wie sie über den Weg der Selbstdistanzierung zu Handlungen vorstößt, die tatsächlich dem eigenen freien Wollen entspringen. Der zweite Satz fordert auf, das eigene Gewand, den Charakter, zu entdecken, und im Kleiderschrank der Seele nachzuschauen, ob ausreichend Kleider für die verschiedenen Situationen des Lebens vorhanden sind. So ist jeder Mensch aufgerufen, das eigene Leben zu gestalten.

HINWEIS

Stehen Veränderungen allzu große Hindernisse im Wege, bedarf es möglicherweise der Hilfe eines ausgebildeten Beraters oder Therapeuten.

Allerdings darf die Möglichkeit, an sich zu arbeiten, nicht überschätzt werden. Ein verändertes und erweitertes Denken hat nicht unbedingt schon Einfluss auf den Charakter und die Lebensweise. Das neu erlangte Wissen muss auch in die Praxis umgesetzt und erprobt werden. Dann können auch die Erfahrungen gesammelt werden, die vielleicht schon lange vermisst wurden.

Aufarbeitung – Bearbeitung

Traumatische Ereignisse, die sich zwar tief in den Menschen eingraben, von denen er selbst jedoch wenig weiß, beeinflussen das Leben und letztlich den Charakter, so dass er sich über manche Fehlleistung ärgert und sich in seinem Leben immer wieder Blockaden aufbauen, die ihn nicht weiterkommen lassen. Es lässt sich sogar ohne weiteres behaupten, dass sie das Leben in manchen Bereichen sogar bestimmen.

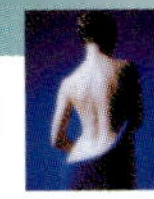

Gut zu wissen

Der Stempel fürs Leben

Tiefgreifende Ereignisse in der Kindheit prägen das ganze Leben. Die Aufarbeitung ist nicht einfach, kann nur schrittweise erfolgen und verläuft nicht linear. Zunächst aber sollte der Betroffene sich fragen, was das Aufarbeiten des Stempels für ihn bedeutet. Die Antwort darauf bringt Verständnis für die Probleme, aber die Angst bleibt. Es geht vor allem darum: Was hat das mit mir getan? Die Warum-Frage, so verführerisch sie auch ist, bringt immer vom Thema weg! Der erste Schritt besteht darin zu erkennen, welches Problem überhaupt „dran" ist. Die Aufarbeitung geht auch nicht plötzlich vor sich. Ganz von außen ist es nicht möglich, sofort in die Tiefe zu gehen. Ein Schritt muss immer auf den vorherigen folgen.

Ein wesentliches Element in der Arbeit am Charakter liegt darin, dass es nicht möglich ist „Strukturen aufzulösen". Die Strukturen, das Wie-Sein des Menschen, bestimmen seine Lebensgestalt. Problematisch ist es aber, wenn der Mensch an seine Strukturen gekettet, also in Zwängen verhaftet ist. Alles, was er in der Gefangenschaft des Zwanges tut, wird er auch nach seiner Befreiung tun, aber aus freien Stücken. Diese Handlungen haben eine andere Atmosphäre, sie sind angenehm.

So geht es bei der Arbeit am Charakter, wenn es um Blockaden geht, um die Auflösung des Zwanges und nicht der Struktur. Die Struktur selbst kann sich als sehr wertvoll für das weitere Leben erweisen, wenn sie sozusagen dienstbar gemacht im frei gestalteten Leben zur Verfügung steht.

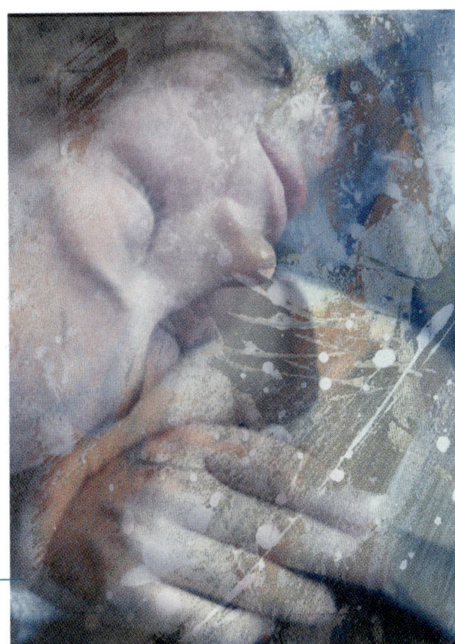

Die Lösung aus Zwängen ist ein langwieriger Prozess.

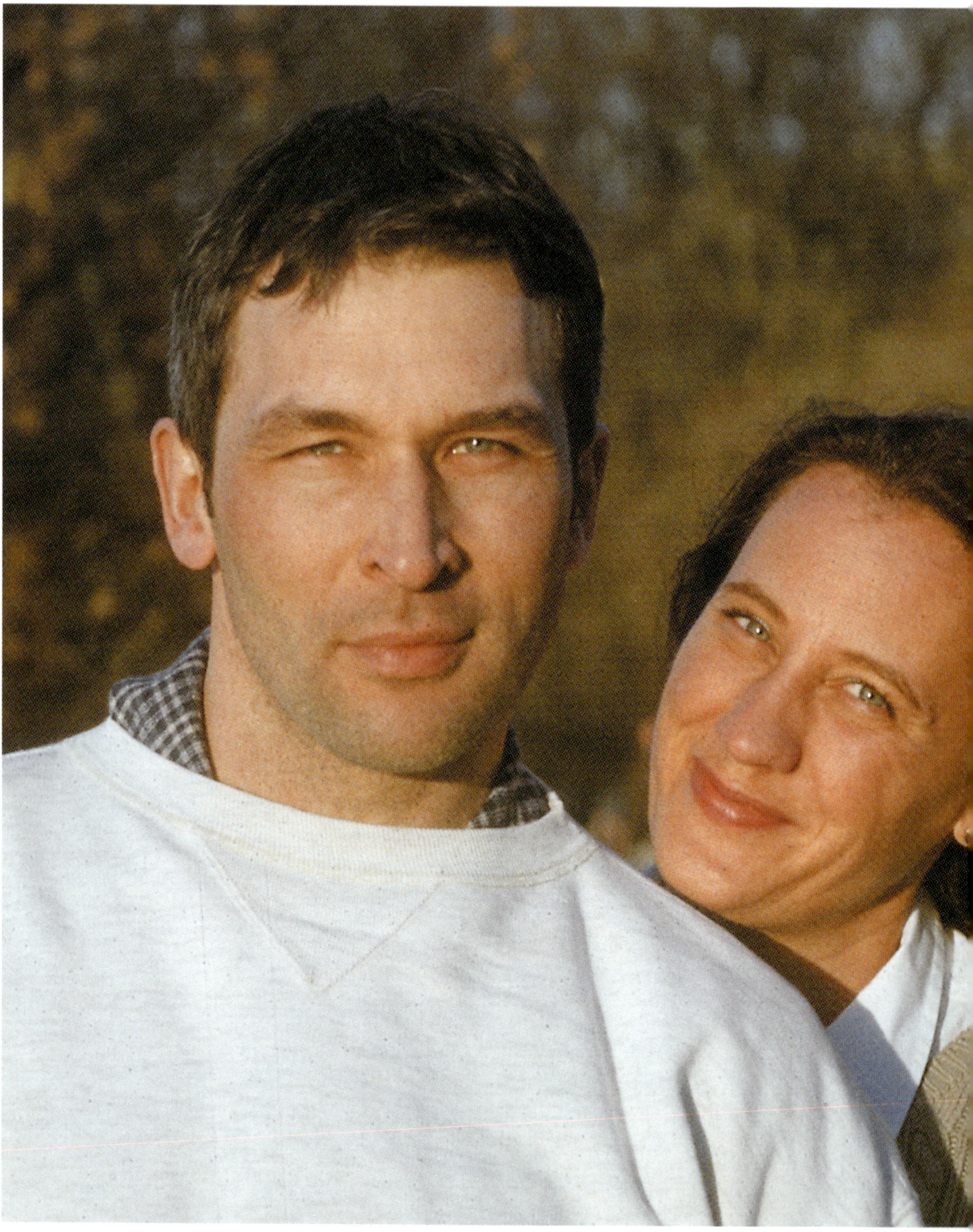

Schüßler-Mineralstoffe und ihre Charaktersegmente

Mit den Schüßler-Mineralstoffen lassen sich keine Wunder bewirken. Dies ist vor allem im psychischen und charakterlichen Bereich nicht möglich. Der Mensch muss selbst an sich arbeiten, um sich zu verändern. Doch die Schüßler-Mineralstoffe können dabei Hilfestellung und Anregung geben. Jedem Mineralstoff sind bestimmte Charakterbereiche eigen. In diesem Kapitel wird gezeigt, wie sich ein Mangel bemerkbar macht und wie man sich von überzogenen Ansprüchen und Einseitigkeiten im Leben befreien kann.

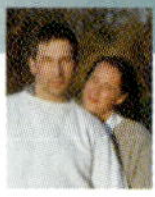

Calcium fluoratum Nr. 1

Das Generalthema bei diesem Mineralstoff ist die Abgrenzung.

Was bewirkt der Mineralstoff im Körper?

- Er bildet die Hüllen (obere Hautschicht, Knochenhülle, Aderwand, Zellwand) und ist damit für den Schutz des Körpers verantwortlich.
- Er ist zuständig für die Elastizität in allen Geweben, vor allem in Sehnen und Bändern.
- Er bindet Hornstoff (Keratin).
- Er ist überall zuständig, wo im weitesten Sinne eine schützende Schicht gebildet wird.

Wie macht sich ein Mangel bemerkbar?

Verhärtete Sehnen (z. B. eingezogene Finger), durchsichtige Zahnspitzen, Schwielen, Schrunden, Hornstoffaustritt (besonders an den Fersen), Hornhaut, Risse auf Händen und Lippen, Fischschuppen, Überbeine, Plattfüße, Senkfüße, Krampfadern, Hämorrhoiden, Karies, übermäßig biegsame oder splitternde Fingernägel, einknickende oder leicht umknickende Knöchel, Bänderdehnung (Schlottergelenke), lockere Zähne, Organsenkungen.

Probleme, die zu Mängeln führen

Ein schwacher eigener Standpunkt

Es kostet große Mühe und Geduld, bis Menschen sich im Leben zurechtfinden. Auf dem Weg zum eigenen Standpunkt werden auch Verletzungen wie spöttische Bemerkungen, Hänseleien oder andere Formen der Verunsicherung erlitten. Glaubt jemand dann seinen Standpunkt – seinen Stand im Leben – gefunden zu haben, wendet er viel Energie auf, ihn zu verteidigen. Je mühevoller der eigene Standpunkt errungen wurde, umso empfindlicher wird auf das Infragestellen reagiert. Das kann dazu führen, dass sich jemand auch dann in Frage gestellt fühlt, wenn das gar nicht der Fall ist. Dies liegt an

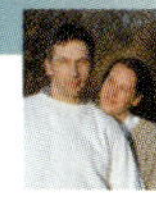

Erinnerungen, die aber mit der Realität nichts zu tun haben. Und mancher, der verbissen seinen Standpunkt verteidigt, merkt unter Umständen nicht einmal, dass dies gar nicht nötig ist, da er selbst – als menschliches Wesen an sich – wertvoll ist. Diesen Grundwert kann ihm niemand geben, aber auch nicht nehmen.

- Befreiung: Durch die Liebe eines Menschen, der das Gefühl vermittelt: „Es gibt dich und das ist Grund genug, dich zu lieben!" gelingt es in hervorragender Weise, dass der Mensch voller Staunen seinen Grundwert spürt und sich als wertvoll annehmen kann. Allerdings ist dieses Ereignis nicht alltäglich. Es lässt die eigene Existenz als ein Geschenk erleben und kann nicht erzwungen werden.

HINWEIS

Weder anderen nach dem Mund zu reden noch auf seinem eigenen Standpunkt unwiderruflich zu beharren, ist sinnvoll. Der eigene Standpunkt muss überprüft und evtl. verändert werden.

Ein problematischer Standpunkt

In diesem Fall kann sich der Mensch zu keinem eigenen Standpunkt aufraffen. Dadurch ist er gezwungen, jedem anderen zuzustimmen. Das drückt sich auf der körperlichen Ebene in einer Überbeweglichkeit (Hypermobilität) aus. Eine andere Möglichkeit ist ein verhärteter oder versteifter Standpunkt. Das zeigt sich auf der körperlichen Ebene durch eine Steifheit, die sich evtl. in einer Verhärtung von Sehnen und Bändern zeigt, welche körperliche Fehlhaltungen zur Folge hat. Auch wenn jemand beispielsweise häufig mit dem Knöchel umknickt, kann das mit einem sehr schwachen inneren Standpunkt verknüpft sein.

- Befreiung: Einen guten Boden unter den Füßen gewinnen heißt, dem Grundwert immer näher zu kommen (s. „Grundwert", S. 39). Dann nimmt auch die Fähigkeit zu, einen Standpunkt verlassen oder verändern zu können.

Übertriebene Sorge um den guten Eindruck

Oft erleben Kinder schon früh am Beispiel ihrer Eltern, vor anderen glänzen zu müssen. Nach außen wird die heile Welt vorgespielt, die Musterfamilie mit Mustervater, der idealen Mutter und den mustergültigen Kindern. Dies betrifft das Außen, die Hülle, den Schein anstelle des Seins. Als Folge einer solchen Erziehung wird die größte Sorgfalt darauf verwendet, einen guten Eindruck zu machen. Diese Mühe (eine große Leistung) erzeugt an der Körperoberfläche sehr

INFO

Um Zuwendung zu erlangen, sind manche Menschen bereit, vieles auf sich zu nehmen. Sie tun (fast) alles dafür, gesehen zu werden, was sie mit geliebt werden verwechseln.

große Spannungen, so dass dafür sehr viele Betriebsstoffe zur Verfügung gestellt werden müssen.

- Befreiung: In der Pubertät besteht für den Jugendlichen die Möglichkeit, das eng gestrickte Korsett der Eltern zu verlassen. Gelingt dies nicht, muss die Pubertät später nachgeholt werden. Andernfalls bleibt der Mensch in dem Kokon stecken, in den er eingesperrt wurde.

Nur Leistung zählt

Wird dem Kind immer wieder vermittelt, erst durch seine Leistungen werde es von seiner Umgebung angenommen, entwickelt es das Gefühl, dass es erst durch die Anerkennung der anderen etwas wert ist. Leistung ist hier sehr umfassend zu verstehen, denn ein freundliches Gesicht zu zeigen, obwohl die Tränen schon im Halse stecken, bedeutet eine große Leistung. Das Kind verwechselt gesehen zu werden mit geliebt zu sein. Es wird gesehen, weil es so gescheit, so herzig, so brav, so fromm, so angepasst oder so tüchtig ist. Diese Eigenschaften wird es im Leben ausbauen, um weiterhin „geliebt" zu werden, und den Fluss an Zuwendungen im Gang zu halten.

Hintergrund für diese Haltung ist, dass sich der Mensch in seiner Existenz bedroht fühlt. Immer wenn keine positive Rückmeldung aus der Umgebung kommt, muss irgendeine besondere Leistung erbracht werden, damit das Defizit aufgefüllt wird.

- Befreiung: Als Erwachsener muss es gelingen, die Bedeutung, die der gute Eindruck auf andere für den Betreffenden hat, hinter sich zu lassen. War man als Kind vielleicht auf diesen bei der Mutter/dem Vater angewiesen, ist das im späteren Leben nicht überlebensnotwendig. Vor allem nicht bei jedem Menschen. Es geht nur um die, mit denen man gern zusammenlebt.

Aufpolieren

Solange die Frage: „Wie stehe ich vor den anderen da?" vorherrscht, handelt es sich um eine Struktur, die zum ersten Mineralstoff passt. Es wird dabei versucht, ein möglichst gutes, wenn nicht gar tolles Bild von sich selbst zu erzeugen. Zum Aufpolieren dienen nicht nur fremde Standpunkte, sondern letztlich alles, was sich dafür verwenden

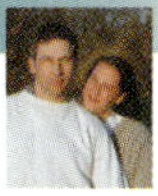

lässt. Das kann eine gute Figur, schöne Kleider, ein jugendliches Aussehen, eine interessant wirkende Sprache, Muskeln, ein großes Auto oder Erfolg sein. Dieser Einstellung liegt die Haltung zugrunde, dass man sich das Wohlwollen seiner Mitmenschen verdienen müsse. Menschen, die so denken, haben kein Gespür für den eigenen Wert entwickelt und sind darauf angewiesen, sich ihren Wert von anderen zuschreiben zu lassen. Dadurch entfernen sie sich immer mehr von ihrem eigentlichen Wert, was im Innersten unzufrieden und unsicher macht.

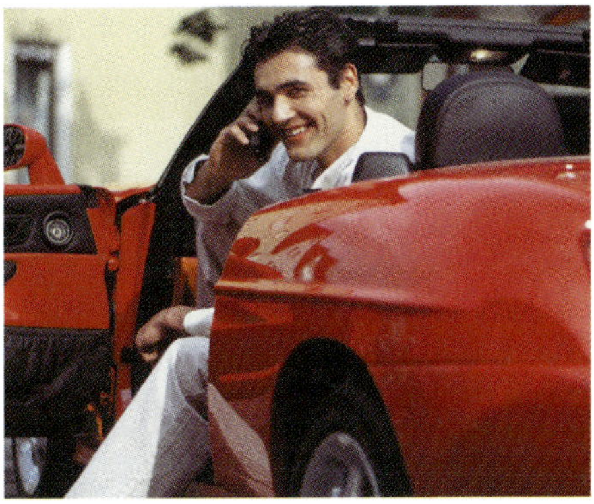

Zum „Aufpolieren" dienen viele Dinge.

- Befreiung: Je mehr die Politur ihre Bedeutung verliert, umso mehr kann die Freude über das eigene Können, die Erfolge, die schönen Dinge, die man besitzt, die schönen Erlebnisse einkehren. Sie müssen nicht mehr zum Aufpolieren missbraucht werden.

Das Urteil der anderen ist entscheidend

Aus der Einstellung, dass es im Leben hauptsächlich auf das Urteil anderer ankomme, entsteht das Gefühl, dass das eigene Innere vor der Außenwelt verborgen werden müsse! Nach innen wird diese Schutzschicht als bergende Mauer gefühlt. In einer solchen Situation fällt es besonders schwer, einen eigenen Standpunkt einzunehmen. Damit entsteht der Bedarf, Anleihen von außen zu machen. Dabei wird ein anerkannter Standpunkt ganz einfach übernommen. Je besser die gewählte Einstellung, Haltung oder Meinung bei anderen wirkt, umso lieber wird sie übernommen. Der Gradmesser besteht also ausschließlich in der Wirkung auf die Umgebung und nicht in der Begründbarkeit und Glaubwürdigkeit. Der Blick auf den Eindruck beim anderen verhindert eine Auseinandersetzung mit dem eigenen Standpunkt. Das erzeugt eine zusätzliche Not. Der Standpunkt wird verteidigt, obwohl er völlig unangemessen ist, weder vertreten werden kann noch ins Leben gewandt ist. Es fehlt im Wesentlichen das eigene Gespür und Empfinden zu dem, was geäußert wird.

HINWEIS

Das eigene Urteil, nicht das der anderen, ist entscheidend für ein gelingendes Leben.

- Befreiung: Es kommt nicht auf die Wirkung beim anderen an. Das ist der Schlüssel für die Lösung der Fesselung an das Urteil des Gegenübers. Wird die Fesselung gelockert, verliert der Zwang, beim anderen mit allen Mitteln einen guten Eindruck erzeugen zu müssen, seinen tyrannischen Druck. Damit kann der Innenraum allmählich an Bedeutung gewinnen. Die innere Bewegungsfreiheit nimmt zu, das Eigenleben wird reicher. Die Fremdbestimmung nimmt ab, die Freude am Leben zu. Die nun frei werdenden Energien ermöglichen einen echten Austausch an Meinungen und Gefühlen.

Sich nicht in Frage stellen können

Der eigene Standpunkt hat seinen Wert. Er entstand, wenn er nicht missbraucht wurde, um andere zu beeindrucken, als Lebenshintergrund und hat damit große Bedeutung. Aus ihm heraus können das eigene Leben, das anderer und die Welt gedeutet werden, so weit das möglich ist. Er umfasst viele Inhalte, die im Laufe der Zeit von anderen übernommen, geprüft und schließlich für die eigene Welt als gültig eingebaut wurden.

Der eigene Standpunkt ist jedoch nicht allgemeingültig. Wird er nicht verlassen, sondern auf ihm beharrt, versteift sich der Mensch. Dann verbraucht er auf der körperlichen Ebene viel Calcium fluoratum.

- Befreiung: Es ist eine wertvolle Haltung, von seinem eigenen Standpunkt weggehen zu können, um dadurch andere besser kennen zu lernen. Immer wieder ist dabei das Gefühl der eigenen Gefährdung zu überwinden. Mit der Zeit und Übung geht es immer leichter. Das ist der Weg zu einer immer größeren Flexibilität und Elastizität.

Nicht Nein sagen können

Wenn ununterbrochen die Sorge dem guten Eindruck bei anderen gilt, dann kann das Eigene nicht gesehen werden. Dann kann es auch schwer geschützt werden. Immer sind die anderen dran und nicht das eigene Leben, denn es könnte ja jemand ungehalten oder gar schlecht zu sprechen sein auf die eigene Person. Das wäre bei einem solchen Menschen eine große Katastrophe.

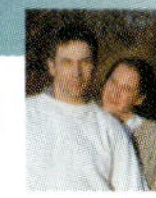

- Befreiung: Kann sich der Betreffende langsam auch damit anfreunden, dass jemand schlecht auf ihn zu sprechen ist und dies ihn nicht vernichtet, lockert sich der innere Zwang. Er lernt damit zu leben, dass ihn nicht alle mögen. Langsam entsteht auch die Haltung, dass man sich nicht mit Menschen umgeben muss, die einem nicht gut tun. Damit wächst der Mut, sich für bestimmte Menschen zu entscheiden und andere lassen zu können.

Sich schützen müssen

Verstärkt sich das Vertrauen, dass der Mensch sich bei Bedarf schützen und abgrenzen kann, steht die Energie, die vorher für den permanenten Schutz aufgewendet wurde, wieder frei zur Verfügung. Und die Fähigkeit, sich zu schützen, wird dabei nicht vermindert. Die schützende Hülle, in die der Mensch immer wieder zurückkehren kann, soll nicht zerstört werden. Die Fähigkeit, sich zu schützen, ist für das Leben sehr wichtig. Dadurch kann sich der Mensch abgrenzen und neue Kräfte sammeln.

- Befreiung: Das Wort Verlassen hat eine doppelte Bedeutung. Je mehr sich ein Mensch auf sich verlassen kann, umso leichter kann er sich verlassen. Gemeint ist damit: Je stabiler jemand ist, je tiefer das Vertrauen in den eigenen Lebensgrund verankert ist, je weniger er sich von anderen gefährdet fühlt, umso mehr ist ihm der sichere Hort gewiss, in den er jederzeit zurückkehren kann. Von dieser Ausgangssituation bzw. Position her kann er von sich weggehen, auf anderes eingehen, ganz tief in fremden Welten versinken, um sie zu erfahren und dann wieder zu sich zurückkehren. Das ist eine wunderbare Erfahrung in einer gelingenden Partnerschaft. Calcium fluoratum ist der Mineralstoff, der auf der körperlichen Ebene für den Schutz des Lebens sorgt.

Abschied nehmen

Eine gute Abgrenzung verlangt auch, dass man einen Schlusspunkt setzen kann.

- Befreiung: Der Abschied ist ein elementares Ereignis im Leben. Dies muss erkannt und Schritt für Schritt vollzogen werden.

HINWEIS

Im Leben heißt es auch Abschied nehmen, auch wenn es manchmal schwer fällt. Nur wer Abschied nehmen kann, kann auch etwas Neues beginnen.

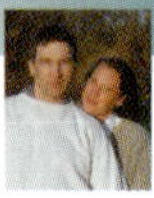

Zusammenfassung

Zunehmende Fähigkeit zur Distanzierung von Zwängen

- Eine Lockerung geht von der Beharrung (Versteifung) auf einen Standpunkt zur Bewegungsfähigkeit (Flexibilität) über, d.h. etwa verschiedene Standpunkte einnehmen zu können.
- Unangemessene Standpunkte sollten in Richtung einer weniger angstvollen Einschätzung des Lebens verlassen werden.
- Der Mensch muss ein Ereignis beenden oder abschließen lernen, um auf neue Situationen zugehen zu können.
- Allmähliche Abwendung von der Angst „Wie steh' ich vor dem anderen da?" zum Vertrauen, dass man angenommen ist.
- Vom Menschen ist nicht nur die Oberfläche von Bedeutung!

Befreiende Affirmation

Die befreiende Einstellung zu diesem Mineralstoff heißt: „Ich darf grundsätzlich davon ausgehen, dass mir der andere wohlgesonnen ist! Und sollte es ausnahmsweise einmal nicht der Fall sein, habe ich die Fähigkeit, das zu spüren."

Was könnte noch helfen?

Yoga (fördert Dehnung, Elastizität und Standfestigkeit).

Hilfreiche Fragen

- Bin ich davon abhängig, wie andere über mich denken?
- Muss ich mich vor meiner Umgebung besonders schützen?
- Ist mein Besitz besonders gefährdet?
- Geht mir mein Ansehen über alles?
- Kann ich meinen Standpunkt auch verlassen?
- Muss ich mich selbst immer verteidigen?
- Fühle ich mich schnell in Frage gestellt?
- Hab ich einen wackligen Stand?
- Habe ich eine dünne oder dicke Haut?
- Kann ich einen Schlusspunkt setzen?
- Kann ich Nein sagen?
- Bin ich flexibel?

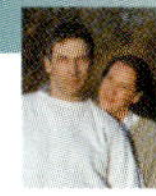

Calcium phosphoricum Nr. 2

Das Generalthema bei diesem Mineralstoff ist der Aufbau der Persönlichkeit.

Was bewirkt der Mineralstoff im Körper?

- Dieser Mineralstoff ist am Eiweißaufbau des Körpers beteiligt. Ein Mangel führt zu einem Überschuss an Eiweiß im Bindegewebe.
- Dieser Mineralstoff ist das wichtigste Knochenaufbaumittel, ein Blutaufbaumittel sowie für den Zellaufbau zuständig – im weitesten Sinne für die „Fülle".
- Er ist der Betriebsstoff für die willkürlichen Muskeln.

Wie macht sich ein Mangel bemerkbar?

Blutarmut, Schlafstörungen, zu schneller Pulsschlag; Muskelkrämpfe, Taubheitskribbeln, Wetterempfindlichkeit, sehr schneller Schweißausbruch, bellender Husten (v. a. bei Kindern), Nervosität, Überanstrengungskopfschmerz, Eiweißallergie, Osteoporose, Eiweißdickleibigkeit, Wachstumsschmerzen.

Probleme, die zu Mängeln führen

Hilfe, ich werde nicht gesehen!

Beim zweiten Mineralstoff geht es um die Tatsache der Existenz an sich. Kinder sind darauf angewiesen, von der Umgebung wahrgenommen zu werden! Doch schon ein kleines Kind erkennt sehr schnell, dass dies nicht selbstverständlich ist. Wird es längere Zeit nicht wahrgenommen, entsteht das zwanghafte Bedürfnis, sich beim anderen „hineindrücken" zu müssen, um zu leben. Die eigene Existenz muss vom Gegenüber durch eine Reaktion bestätigt werden. Kommen von außen keine Reaktionen, entsteht das Bedürfnis, auf sich aufmerksam machen zu müssen. Um wahrgenommen zu werden, wird nicht nur auf der positiven Skala der Inszenierungen gespielt, sondern jedes Mittel ist dann recht.

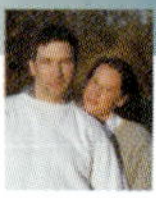

TIPP

Werden Kinder und Erwachsene, die viel Aufmerksamkeit fordern, ignoriert, verstärkt sich das Bestreben, wahrgenommen zu werden. Wichtig ist, dem Betroffenen das Gefühl zu vermitteln, dass er geliebt wird, auch wenn er nicht ständig auffällt.

Für solche Menschen sind Ermahnungen, Strafen, provozierte Widersprüche oder Reaktionen ein Zeichen dafür, dass sie wahrgenommen wurden. Sie schreien, verwenden derbe Ausdrücke, sind grob, fallen anderen auf die Nerven, werden krank, helfen aufdringlich, was eigentlich einmischen meint, verletzen sich, erzeugen ein Durcheinander bis hin zum Chaos, stiften Verwirrung, handeln zerstörerisch; alles, nur um das eine Ziel zu erreichen, nämlich eine Reaktion des anderen. Die Versuche, auf diese Weise die eigene Existenz bestätigt zu bekommen, werden immer intensiver, weil sie sich an der Umgebung abnützen. Schließlich eskalieren sie. Die Menschen überschlagen sich vor Übertreibungen und die Wirkung schlägt in das Gegenteil um. Ein Mensch, der auf diese Art und Weise eine Wirkung beim anderen erreichen will, wird dann, wie es ein Wiener Sprichwort formuliert, „nicht einmal mehr ignoriert".

- Befreiung: Langsam muss der solcherart belastete Mensch Vertrauen ins Eigene entwickeln, in die eigene Meinung, das eigene Urteil, das eigene Gespür, so dass er sich sehen kann. Wenn er durch eine langsam gewachsene Distanzierungsfähigkeit den Wert der eigenen Person spürt, ist er nicht mehr so stark darauf angewiesen, dass er von anderen bemerkt wird. Mit der Fähigkeit zur Distanzierung wächst dann auch seine Fähigkeit, andere zu sehen. Dadurch nimmt auch die innere Spannung ab, der Muskeltonus sinkt und weniger Calcium-phosphoricum-Moleküle werden verbraucht. Es ist der Weg von der Anspannung hin zur Lockerung.

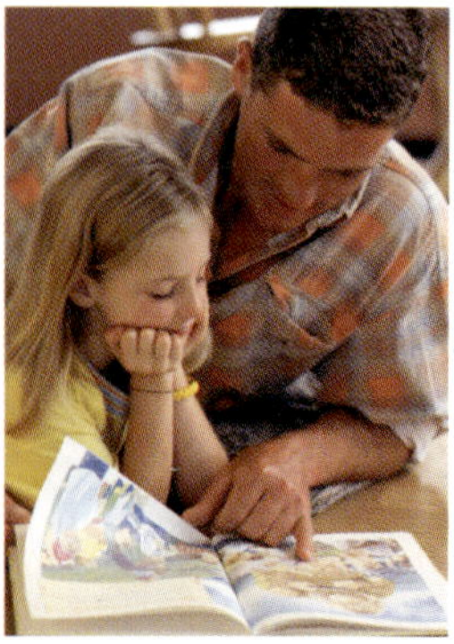

Widmen Sie sich Ihrem Kind mit ganzer Aufmerksamkeit.

Gut zu wissen

Vertrauen in die eigene Existenz

Wenn die Angst, nicht gesehen zu werden, nachlässt, kann der Blick auch auf andere und anderes gerichtet werden. Es besteht dann die Möglichkeit, auf den anderen zuzugehen, ohne dass er dafür missbraucht wird, eine Rückmeldung auf das eigene Leben geben zu müssen. Es entsteht dann eine gute Verbindung zwischen äußerer und innerer Welt und damit die Fähigkeit, das Leben aus sich heraus zu bewältigen. Die Angst um sich weicht einem Vertrauen in die eigene Existenz. Weil der Mensch seinem Leben mutig selbst die Zustimmung gibt, ist er nicht mehr auf die Zustimmung der anderen angewiesen. Er ist dann bei sich. Die Person, die zu sich kommt, kann auch zur Welt kommen.

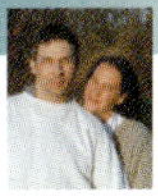

Osteoporose – nur ein körperliches Problem?

Osteoporose kann nicht nur bei Frauen, sondern auch bei Männern und schon bei Kindern und Jugendlichen auftreten. Frauen haben sicherlich aufgrund von Schwangerschaften einen erhöhten Kalziumbedarf. Dazu kommt eine versäuernde Ernährung, die das Bindegewebe verschlackt und Kalzium zur Neutralisierung der Säuren aus den Knochen löst. Dadurch wird auf Jahrzehnte eine Hypothek geschaffen, die sich meist in den Wechseljahren bemerkbar macht.

Calcium phosphoricum füllt im körperlichen Bereich unter dem Schutz der Hüllen den Innenraum aus, erfüllt ihn mit Leben. Um sich im Leben zu behaupten und seine eigene Existenz zu errichten, wird oft mit viel Spannung gearbeitet. Je schwerer ein Mensch sich im Leben zurechtfindet, umso mehr verspannt er sich und umso mehr ist er auf die so erworbene Lebensgestalt angewiesen. Er kann sie nicht so leicht ändern und ist auch nicht ohne weiteres dazu bereit. Er müsste der Enttäuschung begegnen, dass dieser Weg, obwohl er zeitweise das eigene Leben geschützt hat, letztlich doch viel Leben verhindert hat.

INFO

Ein Mensch, der unter viel Mühe seine Lebensgestalt erworben hat, wehrt sich gegen jede Veränderung. Sie würde einen Umbau verlangen und der ist nicht leicht durchzuführen.

Das Leben allerdings besitzt oft einen erbarmungslosen Entwicklungsdruck, der Veränderungen verlangt. Leben selbst besteht in Veränderung, in Lebendigkeit. Allerdings werden heute eher Sicherheiten angestrebt. Wenn dann einem Menschen mit einem sehr erstarrten Lebenskonzept Veränderungsanforderungen begegnen, versteift er sich noch mehr. Er meint, seine ganze Existenz wäre gefährdet, wenn er sich verändere.

Das Rückgrat spiegelt auf der körperlichen Ebene die Person wider. Deshalb spannen sich die Muskeln entlang der Wirbelsäule ganz besonders an. Die versorgenden Adern werden eingeengt, die Ernährung der Knochen ist mangelhaft, der Säurespiegel steigt, die Substanz der Knochen schwindet. Es ist in solchen Fällen zu wenig, nur auf Medikamente zu vertrauen, ohne auf die veränderte psychische Situation einzugehen. Der Gefühls- und Gemütsbereich darf nicht vom körperlichen Geschehen abgekoppelt werden.

INFO

Bei Menschen mit Angst vor Veränderungen sind die Muskeln entlang des Rückgrates oft stark angespannt. Das verbraucht viel Calcium phosphoricum, Knochenbildung und Eiweißaufbau werden dadurch eingeschränkt. Die Folge ist eine Unterversorgung der Knochen und Osteoporose.

- Befreiung: Das Problem besteht im Wechsel der Lebensräume. Für Menschen, die sich im Leben schwer errichten und behaupten konnten, bereitet ein einschneidender Wechsel der Lebensphasen oder Lebensräume große Schwierigkeiten. Bei Frauen kann mit

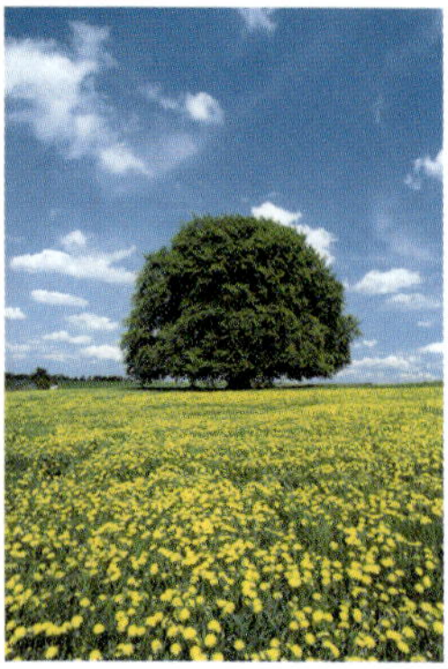

Der Frühling – Symbol für den Wandel.

Hormongaben dieser Wechsel hinausgeschoben werden – was aber das Problem nicht löst. Es ist aber auch ein Gespräch notwendig, in dem die Hintergründe in die Betrachtung der anstehenden Problematik einbezogen werden. Wenn sich die tiefliegende existenzielle Angst löst, werden die eingesetzten Mittel gut helfen.

Zusammenfassung

Zunehmende Fähigkeit zur Distanzierung von Zwängen

- Die innere Bewegung geht von der Anspannung zur Lockerung und Lösung.
- Es ist unbedingt notwendig, von der Angst, nicht gesehen zu werden, Abschied zu nehmen.
- Der Blick, der unentwegt auf die Bestätigung der eigenen Existenz gerichtet ist, muss von sich weg auf andere gelenkt werden.
- Es geht um die Fähigkeit, sich entspannen zu können, loszulassen und auf sich und andere zuzugehen.
- Der Weg führt aus der eigenen Isolierung und der Angst um sich zur Verbindung der inneren mit der äußeren Welt.

Befreiende Affirmation

Die befreiende Einstellung zu diesem Mineralstoff heißt: „Ich darf grundsätzlich davon ausgehen, dass mich der andere sieht und meine Bedürfnisse wahrnimmt!"

Was könnte noch helfen

Bioenergetik.

Hilfreiche Fragen

- Wer bin ich?
- Darf es mich geben?
- Bin ich eher ein oberflächlicher Mensch?
- Werde ich nur geduldet?
- Habe ich viel Angst?
- Bin ich sehr angespannt, habe viele Krämpfe?
- Wie viel Sicherheit brauche ich im Leben?
- Kann ich mich gut entspannen?

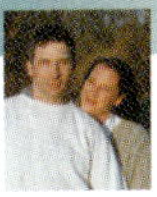

Ferrum phosphoricum Nr. 3

Das Generalthema bei diesem Mineralstoff ist die Auseinandersetzung.

Was bewirkt der Mineralstoff im Körper?

- Er bindet in den roten Blutköperchen den Sauerstoff, wodurch dieser bis zu den Zellen gelangen kann.
- Er ist ein wichtiges Transportmittel im Körper.
- Der Mineralstoff ist für den Energiehaushalt von großer Bedeutung.
- Er wird bei Entzündungen eingesetzt und als Erste-Hilfe-Mittel.
- Er ist das Mittel für leichtes Fieber bis 38,8 °C.
- Er ist das Mittel für das erste Stadium einer Krankheit.
- Vorbeugend eingenommen stärkt der Mineralstoff die Abwehrkräfte.

Wie macht sich ein Mangel bemerkbar?

Entzündungen, leichtes Fieber (bis 38,8 °C), Angina, alle infektiösen Krankheiten im Anfangsstadium, Ohrenschmerzen, Mittelohrentzündung, Rauschen im Ohr, pulsierendes Pochen (Kopfschmerzen), klopfende, pulsierende, pochende oder bei Bewegung stärker werdende Schmerzen, mangelnde Konzentrationsfähigkeit, Sonnenunverträglichkeit, Durchfall oder Verstopfung.

Probleme, die zu Mängeln führen

Reibung mit der Welt

Es gibt viele Möglichkeiten, sich zu reiben: am Arbeitskollegen, der langsamer arbeitet, am Badezimmervorleger, der nicht im Muster der Kacheln liegt, an der geöffneten Zahnpastatube oder der Tochter/dem Sohn, der statt Hausaufgaben zu machen vor dem Fernseher hockt. Letztlich sind die Ursachen dieser äußeren Reibung immer im Inneren des Menschen zu suchen.

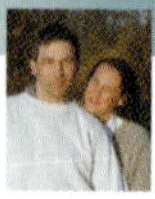

Eine Reibung mit der inneren Welt liegt vor, wenn (die nach innen genommenen) Erwartungen, Vorstellungen und Ideale mehr fordern, als erbracht werden kann. Dann liegt es am Mut des Einzelnen, solche Tyrannen zu stürzen. Manchmal ist dies ohne Hilfestellung durch eine gute Beratung kaum möglich.

Opfer oder Täter?

Es gibt vorwiegend zwei mehr oder weniger stark ausgeformte unterschiedliche Grundzüge, in denen die Bearbeitung der Probleme im Leben vor sich geht. Darin werden die Grundzüge der jeweiligen charakterlichen Ausprägung des Menschen sichtbar:

- Ob sich jemand dem Leben ausgeliefert fühlt und passiv darauf wartet, dass über ihn bestimmt wird
- oder ob er sich zur Gestaltung der Umwelt aufgefordert fühlt, worunter leider oft genug verstanden wird, der Umgebung seinen Willen aufzuzwingen.

HINWEIS

Die Entscheidung, ob passives Verhalten angesagt ist oder gestaltendes aktives Handeln, hängt vom Gegenüber, vom Lebensbereich und von den Lebensumständen ab. Es ist klug zu differenzieren, wann es besser ist, sich in die Situation einzufügen, als buchstäblich mit dem Kopf gegen die Wand zu rennen.

Ein Phänomen besonderer Art zeigt sich dadurch, dass diese beiden Grundhaltungen sich in einem Menschen je nach Situation und Gegenüber abwechseln, wie beim herrischen Familienoberhaupt, das sich im Beruf den Umständen ausliefert.

Beim passiven Ausgesetzt-Sein fühlt der Mensch, dass ihm die äußeren Umstände scheinbar oder tatsächlich keine andere Wahl lassen. Er muss hindurch, um zu überleben.

Zerriebenwerden

Hat sich ein Mensch dafür entschieden, sich der Umwelt auszuliefern, treten bald Konflikte auf, denn es werden unterschiedliche Erwartungen an ihn herangetragen. Vor allem Kinder leiden unter gegensätzlichen Erwartungen der Eltern. Sie finden sich dann zwischen Mühlsteinen wieder, die sich unterschiedlich bewegen. Dabei entsteht das Gefühl, zerrieben zu werden.

- Befreiung: Erst später als Erwachsener kann man sich den verschiedenen Einflussbereichen entziehen, auch wenn die Eltern immer noch versuchen, ihre Vorstellungen durchzusetzen. Je stärker aber die Eigenständigkeit wird und je besser jemand auf eigenen Füßen steht, umso weniger ist er an die Mühlräder gebunden.

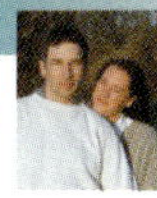

Pedanterie

Auf der anderen Seite steht der Mensch, der sich an allem reibt, weil er alles ändern will und glaubt, überall gefragt zu sein. Er ist einer, der alles übergenau und mehr als hundertprozentig erfüllen will. Dabei hat er große Probleme, sich auf eine Situation angemessen einzustellen und schießt im Übereifer gleich darauf los und über das Ziel hinaus. An ihm reibt sich seine Umgebung und es ist leicht möglich, dass jemand an ihm „heiß läuft".

- Befreiung: In beiden Situationen, der passiv-ausgelieferten und der über-aktiven, sind die Menschen in innere zwingende Vorstellungsbilder vom Leben gefangen. In der überaktiven Einstellung liegt der Zwang in seinen fixen Vorstellungen, wie die Welt zu sein hat. Wenn diese relativiert werden, lockert sich der Zwang. In der passiv-ausgelieferten Einstellung liegt der Zwang scheinbar in der den Menschen umgebenden Welt. Tatsächlich sind es wiederum innere Bilder vom „richtigen" Umgang mit anderen Menschen. Es fehlt der Mut zur Konfrontation. Genau dieser muss in diesem Fall ausgebildet werden, damit auch das eigene Leben zum Zug kommt.

Ständig etwas beweisen müssen

Es ist harte Arbeit, wenn jemand dauernd beweisen muss, dass er gut ist und sich behaupten kann, dass er sich etwas leisten kann, etwas darstellt. Auch wenn die Frau „ihren Mann" stehen muss, ist das sehr anstrengend.

Die Ursache liegt in einem verschütteten Zugang zum eigenen Wert, dem Grundwert. Deshalb wird die Wertzuschreibung von außen gesucht. Der innere Stand ist schwach und der Betreffende dauernd auf die Rückmeldungen aus seiner Umgebung angewiesen. Ein Mensch, der in dieser Weise lebt, glaubt, dass die Zuwendung mit dem Grad der Perfektionierung der Ansprüche an sich und der gebotenen Leistung steigt. Das ist eine innere Tyrannei, die immer mehr drückt. Sie geht von der gewählten Art der Selbstdarstellung aus. Und irgendwann reibt er sich daran, dass er ununterbrochen jemandem etwas beweisen muss, und sei es auch nur sich selbst.

- Befreiung: Der innere Abstand zur Welt und zu sich selbst ermöglicht dem Menschen den Zugang zu seinem eigentlichen Wert, der keines Beweises bedarf. Dieser Zugang bringt auch mehr Freiheit. Nur diese gibt den Raum, in dem sich der Mensch tatsächlich mit seinem Leben auseinander setzen kann und in dem er Wahlmöglichkeiten hat. In der Einwilligung ins Leben verliert sich der Widerstand, entsteht Vertrauen und werden die anstehenden Themen und Probleme angemessen bearbeitet. Dadurch ist es möglich, in den Fluss des Lebens zu kommen.

INFO

Eine Schwangerschaft verbraucht nicht nur viele Nähr- und Mineralstoffe. Auch psychisch verlangt sie der Frau viel ab, die sich auf eine veränderte Situation einstellen muss. Ein verständnisvoller Partner ist die beste Voraussetzung für eine glückliche Schwangerschaft und einen guten Start ins Leben für das Kind.

Schwangerschaft

Eine besondere Zeit für jede Frau ist die Schwangerschaft. Der Organismus der Frau versorgt das heranwachsende Kind und gelangt dabei oft bis an seine Grenzen. Die Mineralstoffvorräte werden besonders beansprucht. Ganz besonders betrifft das den Ferrum-phosphoricum-Haushalt. Doch nicht nur auf körperlicher Ebene ist ein erhöhter Verbrauch festzustellen, denn die Frau muss sich auch mit dem heranwachsenden Leben auseinander setzen. Wenn die Frau von einem liebevollen Partner begleitet wird, der sich mit ihr auf das gemeinsame Kind freut, wird die Schwangerschaft eine schöne Zeit sein. Die positiv dem entstehenden Leben zugewandte Einstellung des Partners bedeutet für die schwangere Frau eine große Entlastung, vor allem psychisch. Sie wird sich kaum an äußeren Problemen aufreiben müssen. Die Frau ist in dieser Zeit aber auch noch in anderer Weise gefordert, denn ein Zusammenleben zu dritt bedeutet eine große Umstellung für die junge Familie.

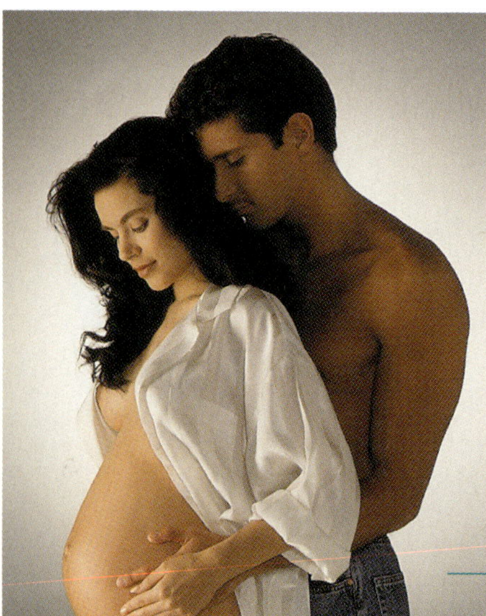

Die positive Einstellung des Partners und liebevolle Begleitung machen die Schwangerschaft zu einer schönen Zeit.

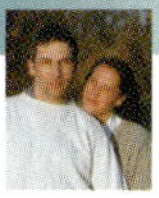

Zusammenfassung

Zunehmende Fähigkeit zur Distanzierung von Zwängen

- In der beständigen Arbeit an zwingenden Strukturen wird die automatenhafte Abwehr gegen die Welt mit ihren Anforderungen verlassen. Eine mutige Stellungnahme und Auseinandersetzung mit den gegebenen Situationen wird möglich.
- Die eingeschränkte Sicht auf die eigene Situation verliert sich und wendet sich hin zur Wachheit und aufmerksamen Beobachtung dessen, was jetzt im Augenblick gefordert ist.
- Sich auf die Welt einzulassen, bedeutet nicht nur Reibung! Nur, wer sich unverhältnismäßig und ohne Augenmaß mit der Welt auseinander setzt, verursacht viel Reibung und damit auch Energieverlust.

Befreiende Affirmation

Die befreiende Einstellung zu diesem Mineralstoff heißt: „Ich darf mich mit der Welt so intensiv auseinander setzen, wie es mir möglich ist!"

Was könnte noch helfen?

Aus dem Schatz der Gestalttherapie könnten folgende Elemente hilfreich sein:

- Wahrnehmungsübungen: Die Grenze zwischen meinem Lebensfeld und einem anderen ziehen lernen.
- Klärung der eigenen Bedürfnisse und Wünsche, aber auch der möglichen Übergriffe, die passieren, wenn sie zu vehement durchgesetzt werden.
- Konfrontationstechniken, die helfen, einen Konflikt besser austragen zu können.
- Imaginationsschulungen, die bevorstehende Konflikte in der Phantasie vorwegnehmen, wodurch sie wenigstens einen Teil ihres Schreckens verlieren.

Hilfreiche Fragen

- Ist mein Leben aufreibend?
- Werde ich zerrieben?
- Reibe ich mich an anderen?
- Muss ich immer funktionieren?
- Verletze ich mich oft?
- Ist mein Leben eng?
- Kann ich mir selbst etwas nachsehen?
- Kann ich meine Ansprüche an mich herunterschrauben?

Kalium chloratum Nr. 4

Das Generalthema bei diesem Mineralstoff sind die Gefühle.

Was bewirkt der Mineralstoff im Körper?

- Er bildet den Faserstoff, indem die Eiweißmoleküle, die durch Calcium phosphoricum Nr. 2 gebildet wurden, zu Fasern zusammengebaut werden.
- Er ist ein bedeutender Betriebsstoff für die Drüsen.
- Er bindet chemische Gifte.
- Er ist das Mittel für das zweite Stadium einer Krankheit, wenn die Gefahr besteht, dass sie sich im Körper festsetzt.

Wie macht sich ein Mangel bemerkbar?

Blutverdickung, Schwerhörigkeit, Neigung zu Übergewicht, Drüsenschwellungen, schleimiger Husten, Bronchitis, weißer Zungenbelag, weiche Schwellungen, weißer Schleim, fadenziehender Speichel, Couperose, Besenreiser, Hautgrieß.

Probleme, die zu Mängeln führen

Mann oder Frau?

Bei der Unterscheidung der beiden Hemisphären im Menschen, der weiblichen und der männlichen, der aktiven und der passiven, werden nicht die Geschlechter getrennt betrachtet, sondern die Eigenschaften, die jedem der beiden Geschlechter zugeordnet werden. Sie sind in jedem Menschen angelegt, nur werden sie vorwiegend einseitig ausgebildet. Schon oft wurde versucht festzustellen, was typisch männlich und typisch weiblich ist. Bis heute gibt es das tief verankerte Bild einer „richtigen" Frau bzw. einem „richtigen" Mann.

Da die Frauen in der Gesellschaft unter den Männern, aber immerhin noch vor den Kindern in der Hierarchie eingestuft waren, lehnten Männer alles, was weiblich ist, als weibisch ab. Die beiden Geschlechter standen einander fremd gegenüber, anteilsfremd. Keiner wollte, durfte oder konnte einen Anteil des anderen haben.

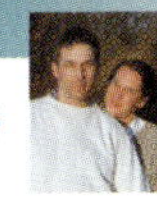

Gut zu wissen

Yin- und Yang-Prinzip

In der asiatischen Philosophie wird das weibliche Prinzip mit dem chinesischen Yin-Prinzip gleichgesetzt. Es liegt in der rechten Gehirn- und der linken Körperhälfte und ist der Bereich der intuitiven, kreativen, mystischen, meditativen, musischen und irrationalen Ebene. Das chinesische Yin offenbart sich u.a. als weiblich, irdisch, passiv, abgründig, schwach, dunkel, schattig, kühl, zurückweichend, unterwürfig, empfangend, wechselhaft und hingebend.

Das männliche Prinzip wird mit dem chinesischen Yang-Prinzip gleichgesetzt. Es liegt in der linken Gehirn- und der rechten Körperhälfte und ist der Bereich der rationalen, logischen, mathematischen, abstrahierenden, analytischen, leistenden und aktiven Ebene. Das chinesische Yang-Prinzip offenbart sich u.a. als männlich, himmlisch, aktiv, hoch, stark, licht, sonnig, warm, angreifend, beherrschend, durchdringend, fest, hart und schöpferisch.

Vom gesundheitlichen Standpunkt aus betrachtet ist interessant, dass diese Prinzipien mit bestimmten Organen verknüpft sind. Die so genannten Speicherorgane (Leber, Herz, Milz, Lunge, Niere und Kreislauf) sind mit Yin und die so genannten Durchgangsorgane (Galle, Dünndarm, Magen, Dickdarm, Blase und Dreifacher Erwärmer, ein bedeutender Energiestrom) mit Yang verbunden.

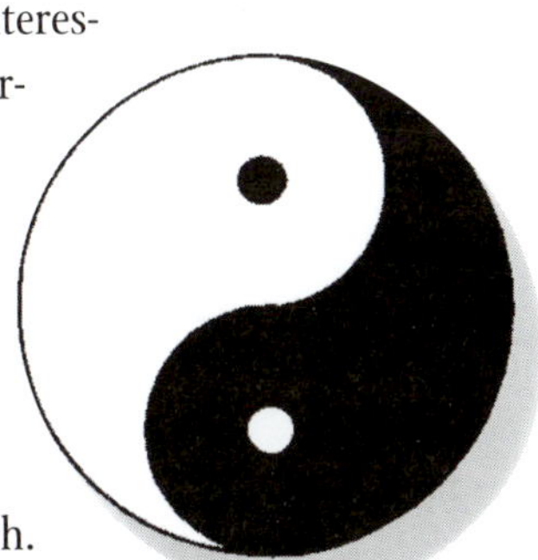

- Befreiung: Jeder Mensch trägt beide Welten in sich. Lange Zeit achteten die Männer peinlich darauf, dass keine Frau in ihre Bereiche eindringen konnte. In der heutigen Zeit beginnen diese Grenzen zu verschwimmen. Es wird immer mehr sichtbar, dass jeder der beiden Partner beide Bereiche mehr oder weniger abdecken kann. So ist jeweils der gegengeschlechtliche Partner die Er-inner-ung an das, was in der eigenen Existenz an Möglichkeiten, sich der Welt und dem Leben zu stellen, angelegt ist und verwirklicht werden kann. Das alte Ergänzungsmodell wurde zum partnerschaftlich orientierten Erinnerungsmodell. Auf diese Weise kann der Mensch alles, was er bei sich vorfindet, in sein Leben integrieren.

Unterscheidung von Gefühl und Gespür

Das Gefühl ermöglicht es, die Befindlichkeit der jeweiligen Situation wahrzunehmen. Diese Wahrnehmung ist von großer Bedeutung, damit die in dieser Welt vorgefundenen Möglichkeiten nicht über-, aber auch nicht unterschätzt werden. Dabei ist es wichtig, zwischen Gefühl und Gespür zu unterscheiden. Das Gefühl ist die Auswirkung von dem, was der Mensch spürt.

Die Angst beispielsweise ist ein Gefühl und beschreibt, wie jemand die Welt im Moment erlebt. Er sieht sich bedroht, eingeengt, hat Befürchtungen oder ahnt Schlimmes. Angst macht innerlich sehr eng! Das ist, was der Betroffene spürt und das Gefühl der Angst auslöst. Das, was Gefühle im Inneren auslöst, ist das Gespürte. Ein freudiges Gefühl, wie das der Dankbarkeit, macht sehr weit und offen. Ein trauriges Gefühl, wie der Abschiedsschmerz, drückt unter Umständen und beim Heimweh, einem sehr intensiven Gefühl, fällt einem vielleicht die Decke auf den Kopf.

Gut zu wissen

Gefühlsqualität und Gefühlsquantität

Es werden verschiedene Gefühlsqualitäten unterschieden, z. B. fröhlich, traurig, ängstlich, betrübt, lustig, nett oder angenehm. Das Gespürte ist das, was diese Gefühlsqualitäten auslöst, wie die innere Weite, die innere Enge oder das Gedrücktsein. Von großer Bedeutung ist die Stärke der Gefühle. Bei manchen Menschen fließen sie angemessen, den Umständen entsprechend einmal mehr und dann wieder weniger. Auch intensive Gefühle haben ihren Platz auf der Gefühlsebene. Manchmal sind die Gefühle aber auch überschwänglich, übertrieben oder gar überzogen oder überspannt. Werden die Gefühle stark übertrieben gelebt und erlebt, steckt meist sehr viel Zwanghaftigkeit im Leben des Betreffenden.

Ein Beispiel sind Personen, die behaupten, dass es ihnen sehr schlecht gehe, wenn es einem anderen schlecht geht. Sie koppeln unmittelbar an die Situation des anderen an und bezeichnen das möglicherweise sogar noch als Liebe. Der Betroffene kann sich so wenig von der Situation eines anderen distanzieren, dass er meint, sie gefühlsmäßig

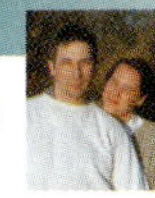

genauso zu erleben. Dieses innere Kleben an den Gefühlen anderer, aber auch an den eigenen strapaziert unentwegt die Drüsen und damit den Kalium-chloratum-Haushalt. Parallel dazu bewirkt die Überspanntheit, mit der die Gefühle gelebt werden, einen hohen Tonus für alle Gewebe, was sich ebenfalls auf den Kalium-chloratum-Haushalt auswirkt.

- Befreiung: Bei intensiven Erlebnissen sind auch starke Gefühle als Begleiter zur Stelle. Damit aber die Gefühle einen Menschen nicht zu stark gefangen nehmen, benötigt er eine zunehmende Lockerheit.

Unterdrückung der Gefühle

Eines der tiefsten Erlebnisse für Kinder ist, wenn sie merken, dass ihr eigenes Gefühlsleben nicht gefragt ist. Ihre eigenen Empfindungen, ihr Erleben ihrer Befindlichkeit wird ihnen als falsch zurückgemeldet. Auch wird ihnen so manches, was sie als unangenehm erleben, als erstrebenswert hingestellt wie bestimmte Nahrungsmittel (Spinat) oder ein modisches Kleidungsstück. Doch mit der Zeit lernt das Kind, wie es „richtig“ zu fühlen hat, und unterdrückt, ja vergisst die eigenen Empfindungen; sie werden verdrängt.

Der heranwachsende Mensch gewöhnt sich daran, Gefühle zu inszenieren. Er muss sich dabei immer an der Umgebung ausrichten, weil er seine ursprüngliche Fähigkeit zur Wahrnehmung seiner Umgebung nicht mehr einsetzen kann. Er selbst spürt gar nicht mehr, dass er nicht mehr echt ist, aber der Umgebung wird das umso deutlicher.

Auch durch die Erziehung zur Härte werden die Gefühle unterdrückt. Das betrifft eher das männliche Geschlecht, ganz nach dem Motto: „Ein Indianer kennt keinen Schmerz.“ Diese Einstellung hatte und hat noch immer schwer wiegende Folgen in der Gesellschaft.

- Befreiung: Es bedarf vor allem der Ermutigung, wieder in die eigene Welt einzutauchen. Der Weg führt an allen früheren Ängsten vorbei. Vielleicht ist es am Anfang ein holpriger Weg, aber mit der Zeit stellt sich Befreiung ein.

INFO

Der einseitige Anspruch nach Sachlichkeit und Funktionalität tut dem Menschen nicht gut. Die Dimension der Gefühle darf nicht ausgeblendet werden.

Alles haben wollen

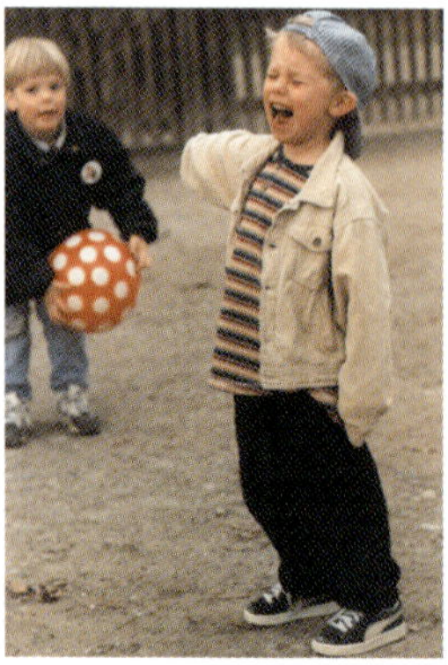

Man kann nicht alles haben ...

Manche Menschen sind von Kindheit an durch ihre Eltern daran gewöhnt, ihren Blick auf den Besitz und die Möglichkeiten der anderen zu richten. Ganz selbstverständlich wird dann vorausgesetzt, dass diese auch für sich selbst in Anspruch genommen werden könnten. Das ist allerdings nicht möglich! Dadurch entsteht eine permanente Unzufriedenheit, welche die Gefühlslage sehr belastet.

Auch durch die Werbung werden dem Menschen manche Ideale und Wunschvorstellungen ins Herz gepflanzt. Die Versuchung ist sehr groß, diese im eigenen Leben verwirklichen zu wollen. Das erzeugt einen gewaltigen Druck, auch auf sich selbst, so dass der Gefühlshaushalt belastet wird, weil allzu hohe Anforderungen viel zu oft Enttäuschungen bereiten.

- Befreiung: Es wird notwendig sein, die zu hohen Anforderungen auf jenes Maß zu reduzieren, das im eigenen Leben umsetzbar ist. Allerdings muss das Gefühl des Selbstwertverlustes überwunden werden, welches damit verbunden sein könnte. Es bleibt immer der Grundwert. Er wird gerade dann empfunden, wenn sich der Betroffene von unerfüllbaren Ansprüchen und Wünschen verabschiedet hat.

Alle Erwartungen erfüllen wollen

HINWEIS

Ärger ist immer ein Hinweis darauf, dass man sich mehr um sich selbst kümmern und nicht zu sehr nach anderen sehen sollte.

Eine der tiefsten anerzogenen Strukturen ist das Streben, die Erwartungen anderer zu erfüllen. Dadurch werden meistens die eigenen Bedürfnisse übersehen und es stellt sich ein schwer abzuschüttelndes Gefühl ein, der Ärger! Er zeigt, wann sich jemand selbst übersehen hat. Oft kann der Betroffene sich selbst nicht sehen und entwickelt eine starke Ablehnung gegen den, der auf sich geschaut hat und der Diktatur des Erwartung-erfüllen-Müssens nicht zum Opfer gefallen ist.

- Befreiung: Je öfter auch das eigene Leben zum Zuge kommt, umso mehr verliert sich der Ärger und die allzu große Beanspruchung des Drüsenhaushaltes.

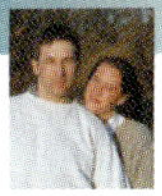

Alte Belastungen

Menschen, die in ihrem Leben schlimme und bedrohliche Situationen erlebt haben – das können auch Träume sein –, fällt es meistens sehr schwer, sich von diesem Erlebnis gefühlsmäßig zu distanzieren. Es entsteht eine Dauerspannung, die sie auf der Lauer sein lässt. In einer solchen angespannten Situation leben auch Kinder jähzorniger Eltern oder von Eltern, die durch eine andauernde Übertreibung der Gefühle Stress erzeugen. Die Übertreibung und Überspanntheit wird normal, das Verhalten als exaltiert beschrieben.

- Befreiung: Wenn die alten Erlebnisse ihren Schrecken verlieren, weil an ihnen in einer Beratung oder einer Therapie gearbeitet wird, dann wird das Leben freier und leichter. Bei schweren Belastungen ist Hilfe notwendig, weil man sich selbst nicht aus dem belastenden Gefängnis befreien kann.

Das Leben wird langweilig

Die Über-Betonung der Lust hat die Menschen in die Irre geführt. Sie jagen Reizen nach, die, wenn sie sich erfüllen, angenehme Gefühle bescheren sollen. Dieses Streben verlangt aber aufgrund der Abstumpfung nach einer Reizsteigerung, was zu einer enormen Zwanghaftigkeit führt. Die Reize nützen sich ab! Die Reizschwelle steigt!

INFO

Das Streben nach Lust führt letztlich in die Leere, aber das Streben nach der Erfüllung von Werten in den Sinn.

Das passive Reizerlebnis ist nur eine Seite des Lebens, es erfüllt die Sehnsucht nach Erlebniswerten. Wird allein der Bereich des Erlebens gelebt, verliert der Mensch die schöpferischen Werte sowie die Einstellungswerte aus seinem Gesichtsfeld, außerdem verkümmern die aktiven und kreativen Fähigkeiten. Wenn keine Reizsteigerung mehr möglich ist, hat das Leben keine Spannung mehr, es wird langweilig.

- Befreiung: Gelangweilte und allein auf Erlebniswerte fixierte Menschen haben noch sehr wenig Lockerung ihrer Gefühls-Spannungen erlebt. Ja, manche glauben, durch die Gefühls-Spannung lebten sie erst. Vordringlich ist eine behutsame Lockerung der Spannungen angezeigt, wodurch in Folge auch der Verschleiß an Kalium chloratum stark zurückgehen kann.

HINWEIS

Das Ziel besteht nicht darin, von Gefühlen gelebt zu werden, sondern vor allem darin, Gefühle zu leben. Es geht um den Mut, sich in den freien Fluss der eigenen Gefühle einzulassen (s. Natrium sulfuricum Nr. 10, S. 116).

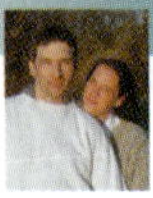

Zusammenfassung

Zunehmende Fähigkeit zur Distanzierung von Zwängen

- Werden die früheren Erziehungsideale abgelegt, wird der Mensch nicht mehr bereit sein, sein eigenes Leben zu verleugnen und die Erwartungen anderer zu erfüllen. Das bringt nicht nur Erleichterung, sondern wirkliche Freude.
- Weg von nicht vorhandenen Gefühlen und der Inszenierung von Gefühlen und hin zu einem eigenen Leben.
- Die eigene Gefühlswelt nicht mehr unterdrücken oder gar als gefährlich einstufen. Es dürfen endlich Bilder und Gedanken entstehen, die als befreiend erlebt werden.
- Mangelnden Mut oder eine vermeintlich überlebensnotwendige Anpassung überwinden, um eigenes Leben mit all seinen Einsprüchen, Widerständen und Protesten möglich zu machen. Innerlich entsteht dabei ein freier Fluss an Gefühlen.

Befreiende Affirmationen

Die befreiende Einstellung zu diesem Mineralstoff heißt: „Ich darf meine eigenen Gefühle haben, zu ihnen stehen und sie auch ausdrücken."

Was könnte noch helfen

Blütenessenzen nach Dr. Bach, Farbtherapie, Chakrenmeditation im Sinne einer Farbmediation, Edelsteintherapie, Aromatherapie.

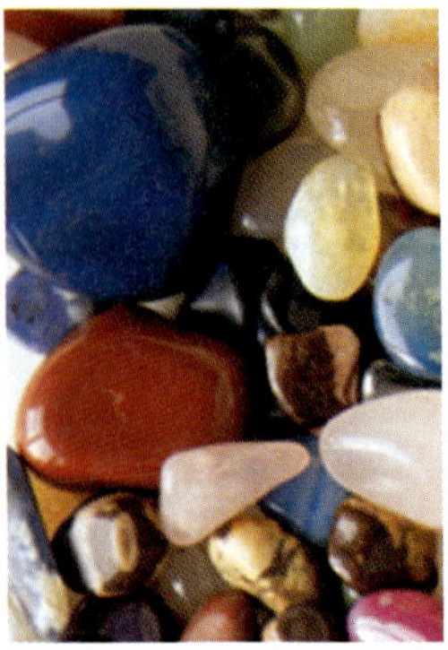

Hilfreiche Fragen

- Empfinde ich mich als harten Menschen?
- Bin ich cool?
- Bin ich sentimental?
- Überschwemmen mich Gefühle?
- Bin ich zu weich?
- Geht mir alles zu sehr unter die Haut?
- Bin ich von den Gefühlen anderer gefangen?
- Bin ich in meinen eigenen Gefühlen gefangen?
- Kann ich mich auf mein Gespür verlassen?
- Hab ich den Mut, meine Gefühle zu zeigen?

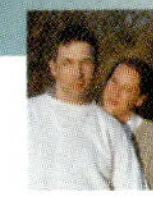

Kalium phosphoricum Nr. 5

Das Generalthema bei diesem Mineralstoff ist die Energie.

Was bewirkt der Mineralstoff im Körper?

- Er baut mithilfe von Natrium chloratum Nr. 8 Gewebe auf.
- Er ist für das hohe Fieber zuständig.
- Er baut Lecithin auf und ist damit für die Zellmembran und die Nervensubstanz zuständig.
- Er ist das biochemische Antiseptikum.
- Er ist für die Leistung und den Einsatz im Leben zuständig.
- Als Generalmittel bringt er die Energie bei allen seelischen und körperlichen Erschöpfungszuständen zurück.

Wie macht sich ein Mangel bemerkbar?

Platzangst, Lähmungserscheinungen, schlechten Nerven, Mundgeruch (der nicht vom Zähneputzen weggeht), Zahnfleischbluten, Zahnfleischschwund, ständiges Hungergefühl (auch nach dem Essen), hohes Fieber (über 38,5 °C), Übelkeit durch Anstrengung.

Probleme, die zu Mängeln führen

Anstrengungen des Lebens

Kalium phosphoricum ist für den Einsatz in dieser Welt notwendig, vor allem den inneren Einsatz, die innere Beteiligung. Die Forderungen, die der Einzelne an sich richtet, verbrauchen je nach ihrer Intensität Kalium phosphoricum. Verlangt der Mensch zu viel von sich, entsteht ein Mangel, der sich in einer grauen Gesichtsfarbe um das Kinn zeigt, sich aber auch über das ganze Gesicht ausbreiten kann. Er erscheint wie ein grauer silbriger Hauch, der leicht über der Haut liegt.

- Befreiung: Der Rhythmus zwischen Anspannung und Entspannung muss beachtet werden. Ideal wäre die Aufteilung des Tages in drei Drittel. 8 Stunden sollten der Arbeit, 8 Stunden der Familie, Erholung, Regeneration, dem Hobby und Ähnlichem und 8 Stunden der Ruhe gewidmet werden.

Die Zähne zusammenbeißen

Für viele, vor allem sensible Menschen ist die Härte und Kälte der Welt ein großes Problem. Als Folge knirschen schon viele Kinder mit den Zähnen, weil sie mit aller ihnen möglichen Anstrengung den Befehlen, wie „Beiß die Zähne zusammen", folgen. Als Folge entsteht chronisches Zahnfleischbluten.

- Befreiung: Wenn Kalium phosphoricum gegeben wird, so kann das nur eine vorübergehende Intervention sein. Auf Dauer muss das dahinterliegende Problem gesehen und bearbeitet werden.

INFO

Übernommene Denkmodelle, Ideale und Lebenspläne üben oft großen Druck aus. Wenn der Einzelne nicht den Mut besitzt, diese in Frage zu stellen, neigt er dazu, sich zu überfordern. Das eigene Leben wird niedergedrückt, der Mensch kann in eine Depression verfallen.

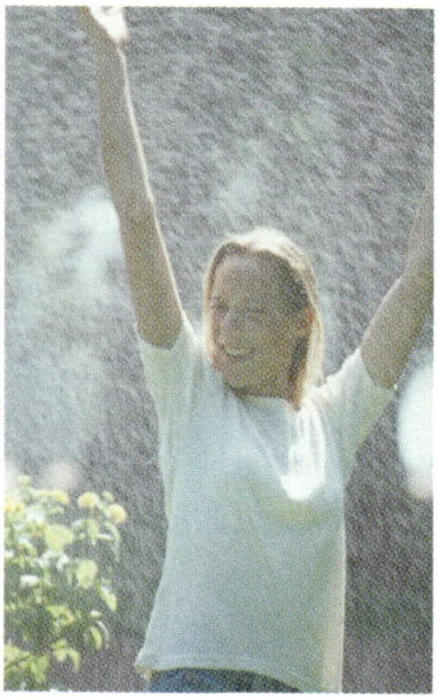

Wird der Mensch frei, wird auch viel Energie frei, die für den Spaß am Leben zur Verfügung steht.

Ideale erfüllen wollen

Zunächst ist es notwendig, einige grundlegende Begriffe festzulegen und abzugrenzen: Unter Selbst ist u.a. die Summe der Strukturen, Gewohnheiten, Fähigkeiten, Erfahrungen, Denk- und Handlungsmodelle zu verstehen. Dies alles begründet das Selbstverständnis. Von da aus wird die Selbstverwirklichung, Selbstbehauptung, der Selbstentwurf gesteuert. Dieses Selbst ist vor allem in der frühen Kindheit durch die Rückkopplung und Bestätigung durch andere entstanden. Das Selbst sucht sich immer wieder die Bestätigung von außen, die Selbstbestätigung.

Die Person, der Grundwert, kommt bei einer übertriebenen Betonung des Selbstwertes nicht zum Leben. Der Eigenwert kann weder verdient, noch vermehrt oder vermindert werden, er ist von Anfang an da. Allerdings ist das Spüren dieses Wertes oft verschüttet. Den meisten Menschen ist es nicht möglich, sich als Wert zu erleben und zu spüren. Es ist eine Spirale nach unten: Je mehr der Einzelne an den Wert glaubt, den er von anderen zugeschrieben bekommt, umso weniger kann er den Wert wahrnehmen, der er ist. Je weniger er aber an diesen inneren Wert glauben kann, umso mehr wird er sich seinen Wert, in Wirklichkeit seine Bestätigung, von außen holen wollen. Damit schließt sich der fatale Kreis, in dem er dann gefangen ist.

- Befreiung: Der Wert des eigenen Lebens liegt in der eigenen Existenz begründet und kann nicht durch Zuwendung oder Bestätigung von außen erlebt werden. Wenn der Mensch sich davon verabschiedet, sich seinen eigenen Wert von anderen bestätigen

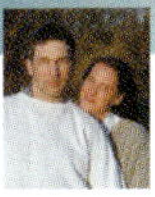

lassen zu müssen, wird er frei. Dann wird auch viel Energie frei, die nun für das Leben zur Verfügung steht.

Verschiedene Forderungen gleichzeitig erfüllen wollen

Häufig verlangen diese Menschen zwanghaft nicht nur zu viel von sich selbst, sondern wollen auch noch verschiedene Forderungen gleichzeitig erfüllen. Das ist gar nicht möglich. Depressive Verstimmungen oder eine Depression können die Folge sein, ausgelöst z. B. dadurch, dass ein Ideal verwirklicht werden soll. Ideale können und lassen sich nicht verwirklichen, da sie Abstraktionen von Vorstellungen, wie das Leben sein sollte, sind. Zu diesen Bereichen zählen der Hang zur Perfektion, einer sterilen Sauberkeit, der Reinheit der Seele, einer absoluten Harmonie mit den Mitmenschen oder zur Erfüllung aller Erwartungen aus der Umgebung.

HINWEIS

Ideale sind Verabsolutierungen, die mit dem Leben nichts mehr zu tun haben, sondern einzig und allein auf gedanklichen Konstruktionen beruhen. Sie müssen auf das lebbare Maß reduziert werden.

- Befreiung: Bei einer länger andauernden Niedergeschlagenheit muss geklärt werden, ob jemand zu viel von sich verlangt. Ist das der Fall, dann ist festzustellen, was weggelassen oder aufgeschoben werden kann.

Für das Glück anderer verantwortlich sein

Kindern wird oft eingeredet, dass sie dafür verantwortlich seien, wie gut es dem Vater oder der Mutter geht. Später werden an die Stelle der Eltern der Partner, die Kinder oder die Arbeitskollegen gestellt. Noch als Erwachsene versuchen Menschen durch ihr Wohlverhalten oder das Erfüllen von Erwartungen für das Wohlergehen, ja sogar das Glück anderer verantwortlich zu sein.

Schuld daran sind Sätze wie: „Wenn du alles brav aufisst, freue ich mich." – „Wenn du artig bist, geht es mir gut." – „Siehst du nicht, wie sich dein Vater freut, wenn du gute Noten hast?"– „Was sind wir für eine glückliche Familie, wenn du tust, was wir von dir verlangen!" – „Wenn du folgst, geht es deiner Mutter gut!" Daraus wird dann eine allgemeine Regel für das ganze Leben heraus„destilliert". Sie besagt, dass das eigene Verhalten für das Befinden eines anderen Menschen verantwortlich sei. Das ist allerdings ein Aberglaube, wie sich nach vielen, vielleicht allzu vielen belastenden Erlebnissen herausstellen wird.

HINWEIS

Keiner ist für das Glück eines anderen verantwortlich. Glück und Zufriedenheit resultieren aus dem eigenen Leben und können weder von anderen hergestellt noch verlangt werden.

Wird der Mensch diesen Forderungen nicht gerecht, erlebt er ein Scheitern mit entsprechenden Gefühlsinhalten (s. Kalium chloratum Nr. 4, S. 80). Um aber diesen, das Selbst entwertenden Gefühlen nicht begegnen zu müssen, werden enorme Anstrengungen unternommen, den Erwartungen zu entsprechen. Dadurch werden viele Kalium-phosphoricum-Moleküle verbraucht, unter Umständen auch Substanz abgebaut.

- Befreiung: Wenn sich jemand stark für das Wohlbefinden eines anderen verantwortlich fühlt, kann die Befreiung nur stufenweise erfolgen. Sie bewegt sich zu einer immer besseren Abgrenzung zum Leben des anderen hin. Der Mensch übernimmt immer mehr die Verantwortung für sein eigenes Leben und die Verantwortung für das fremde Leben wird Schritt für Schritt losgelassen, frei gegeben. Schwierig wird dieser Prozess vor allem dann, wenn der lange Zeit Umsorgte die Verantwortung für sein Leben nicht übernehmen will. Dieser Widerstand muss überwunden werden.

Drehen der Gedanken im Kreis

Wer kennt das nicht? Es gibt ein Problem und nun dreht sich alles um die Lösung der Schwierigkeit. Alle Möglichkeiten werden überdacht, immer und immer wieder. Nicht umsonst wird davon gesprochen, dass sich jemand das Hirn zermartert. Dies verbraucht sehr viel Kalium phosphoricum Nr. 5. Hinzu kommt noch, dass solche bedrängenden Situationen zusätzlich starke Gefühle auslösen, die nicht nur Kalium chloratum Nr. 4 verbrauchen, sondern auch die Spannung im Körper erhöhen, wodurch der Bedarf an Calcium phosphoricum Nr. 2 steigt.

- Befreiung: Das Gespräch mit vertrauten Menschen sollte gesucht werden. Vielleicht gibt es Menschen, die eine Lösung haben, helfen können oder „nur“ beistehen, wenn es keine Befreiung aus der Umklammerung gibt.

Gefühl, nichts mehr wert zu sein

Viele Menschen in unserem Kulturkreis definieren sich über die Leistung und leiten davon ihren Wert (Selbstwert) ab. Wer unter einem solchen Druck leben muss, ist wirklich arm dran. Er resultiert auch

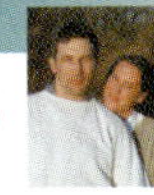

aus dem fehlenden Mut, das eigene Verhältnis zu Leistungen in Frage zu stellen. Der Mensch leistet dann, damit er etwas wert ist, und hat letztlich an seiner Leistung keine Freude.

Gut zu wissen

Depressionen sind Wohlstandserkrankungen.

Wie psychotherapeutische Forschungen ergaben, wird das Phänomen der Depression ausschließlich in Ländern beobachtet, in denen dem Götzen Leistung geopfert wird. Gemeint ist damit die Unterwerfung des Lebenssinnes fast ausschließlich einem einzigen Inhalt, nämlich der Leistung. Das hat nicht nur den Verlust der Freude am Leben zur Folge, sondern vielfach ein Sucht- oder Betäubungsverhalten.

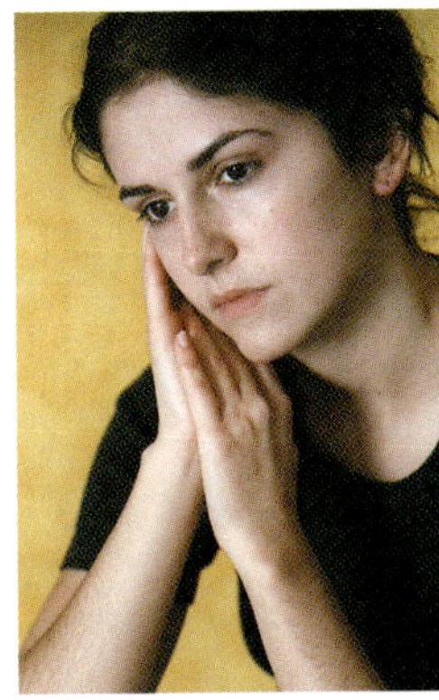

- Befreiung: Wer den Leistungsanspruch relativieren kann, wird sich jenem Ausmaß an Leistung stellen, welches angemessen erscheint. Er wird sich aber auch für die Erholung entscheiden können! Dann wird er nicht mehr ununterbrochen von seinen an sich selbst gerichteten zwanghaften Leistungsansprüchen bestimmt, sondern er entscheidet sich für die Leistung, die ihm möglich ist.

Kann sich eine Person von den Zwanghaftigkeiten lösen, wird der Weg frei, die Überforderung der eigenen Lebensmöglichkeiten zu verlassen. Es entsteht eine realistische Sicht für das eigene Leistungsvermögen. Die dem Leben angemessenen Möglichkeiten der Verwirklichung des Eigenen rücken in das Zentrum der Handlungen.

Durch das Auflösen zwanghafter Verkettungen an bestimmte Verhaltensweisen lassen auch alle überfordernden und belastenden Gedanken nach. Es entstehen immer öfter Bilder, die das Leben aufbauen. Eine lebensförderliche Einstellung zum Leben entsteht, die immer mehr ermutigt, das eigene Leben in die Hand zu nehmen. Der Betroffene kann sich aus der brutalen Überforderung und der aus der damit verbundenen Entmutigung entstandenen Verengung des Lebens herausbewegen in Richtung eines behutsamen und achtsamen Umganges mit sich selbst und den vorgefundenen Möglichkeiten.

HINWEIS

Mit anderen kann man nur so umgehen, wie man mit sich selbst umgeht.

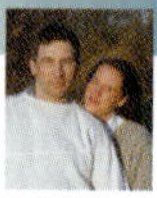

Zusammenfassung

Zunehmende Fähigkeit zur Distanzierung von Zwängen

- Den Blick weg von den Möglichkeiten der anderen und hin auf die eigenen richten und etwas daraus machen.
- Die Anforderungen, die auf Wunschvorstellungen und Idealen beruhen, auf das Maß reduzieren, das möglich ist.
- Bei sich nachfragen, was ansteht und woran zu arbeiten ist.
- Die eigene Sichtweise um die der anderen bereichern, indem versucht wird, sie zu verstehen.
- Nicht die anderen, sondern sich selbst verändern.
- Den Mut aufbringen, allen brisanten Lebenssituationen beherzt zu begegnen und sie angemessen einzuschätzen.
- Sich von der Überforderung der eigenen Lebensmöglichkeiten hin zur angemessenen Forderung an das eigene Leistungsvermögen bewegen.
- Weg von allen überfordernden und belastenden Gedanken und hin zu einer Einstellung, die Bilder aufkommen lässt, die das Leben aufbauen.
- Ermutigung und Wachheit ermöglichen eine lebensbejahende Einstellung.
- Die durch Überforderung und Überfrachtung entstandene Verkürzung des Lebens verlassen in Richtung eines behutsamen Umganges mit sich selbst und den eigenen Möglichkeiten.

Befreiende Affirmation

Die befreiende Einstellung zu diesem Mineralstoff heißt: „Ich muss nicht mehr von mir verlangen, als ich zu leisten im Stande bin!“

Was könnte noch helfen?

Tai Chi, Akupunktur, Prahna Meditation, Chakrenmeditation, energiereiche Nahrung.

Hilfreiche Fragen

- Verlange ich zu viel von mir?
- Lasse ich zu viel von mir fordern?
- Muss ich wirklich immer die Zähne zusammenbeißen?
- Bin ich zu idealistisch?
- Wie gehe ich mit mir um, wenn ich erschöpft bin?
- Achte ich auf meine Grenzen?
- Achte ich bei meinen Entscheidungen auf den Wert meines Lebens?
- Mache ich mir zu viele Gedanken?
- Mache ich genügend Ruhepausen?

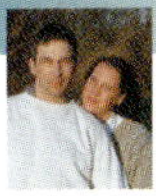

Kalium sulfuricum Nr. 6

Das Generalthema bei diesem Mineralstoff ist die Aufmerksamkeit.

Was bewirkt der Mineralstoff im Körper?

- Er reguliert die Sauerstoffübermittlung in die Zelle hinein.
- Er ist der Betriebsstoff der Bauchspeicheldrüse und wichtig für die Insulinproduktion.
- Er ist beteiligt an der Pigmentierung der Haut.
- Es ist das Mittel für das dritte Stadium einer Krankheit, wenn sie sich schon im Körper festgesetzt hat, also chronisch ist.

Wie macht sich ein Mangel bemerkbar?

Lufthunger, Klaustrophobie (Angst vor engen Räumen wegen „Luft"-mangel, z. B. im Lift, in Seilbahnkabinen oder bei Tunnelfahrten. Es gibt die Angst vor engen Räumen auch aus der Angst vor einer Umklammerung, wobei Calcium phosphoricum Nr. 2 Hilfe bietet.), Schuppen auf der Haut auf klebrigem, gelblichem bis bräunlich-gelblichem Untergrund, Hautkrankheiten, Unverträglichkeit von Feuchtigkeit, Asthma, Pigmentflecken (Ablagerungen in der Haut), Muttermale, Muskelkater, Schuppenflechte, Neurodermitis, Darmpilz, Völlegefühl nach dem Essen, Übelkeit durch Aufregung, Probleme mit der Bauchspeicheldrüse.

Probleme, die zu Mängeln führen

Ärger

Kalium sulfuricum wird mit dem Phänomen des Ärgers in Zusammenhang gebracht. Im Allgemeinen wird unter Ärger verstanden, dass jemand Grund hat, sich über einen anderen zu ärgern. Bei näherer Betrachtung zeigt sich oft, dass die eigenen Vorstellung vom Leben oder die Forderungen, die an sich selbst gerichtet werden, auch an andere gestellt werden. Werden diese nicht erfüllt, entsteht ein Gefühl des Ungehalten-Seins dem anderen gegenüber (s. auch S. 84). Ärger entsteht also dadurch, dass jemand nicht bereit ist, sich den

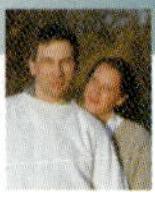

gleichen Zwängen zu unterwerfen, welchen jener ausgeliefert ist, der sich ärgert.

- Befreiung: Wenn sich jemand über andere ärgert, vor allem leicht ärgert, dann sollte die Frage nach dem eigenen Anteil gestellt werden. Wo sind die Bereiche, in denen jemand zu viel von sich verlangt, zu streng zu sich selbst ist, zu pedantisch usw.? In diesen Bereichen wäre dann eine Lockerung angesagt. Die Hintergründe liegen in der Kindheit, aber bearbeitet werden muss das, was jetzt das Leben belastet.

Viele Menschen verbieten sich allerdings auch den Ärger, weil sie gelernt haben, dass sich das nicht gehört! Das resultiert aus einer frühen Phase des Mensch-Seins, in der Strukturen und Strategien erlernt und geübt werden, wie das Leben funktionieren soll. In belastenden, drückenden, ja fast erdrückenden Situationen können solche Überlebensstrategien, wie nur auf andere schauen, gelernt werden. Das trifft besonders auf sensible Menschen zu, denen alles sehr nahe geht.

Verkrampfungen

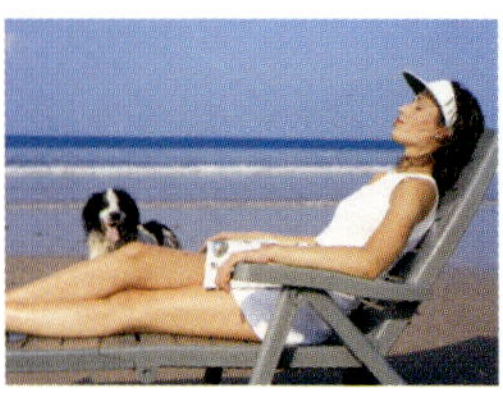

Entspannung – die beste Möglichkeit zu entkrampfen.

Gelangen sensible Menschen in Situationen, in denen sie durch massiv von außen herangetragene Erwartungen oder Forderungen unter Druck geraten, entsteht eine starke Verkrampfung. Zuerst erfasst diese Verkrampfung die Lungen; der Atem wird angehalten. Später verhärten sich Zwerchfell und Brustkorb und die Verkrampfung kann auf den Bauchbereich übergehen, worunter besonders die Bauchspeicheldrüse leidet. Das unentwegte Verzichten-Müssen auf alles Eigene lässt nicht einmal den eigenen Atem zu. Man wird atemlos! Es erfolgt kein Stoffaustausch mehr, der Stoffwechsel erlahmt. Die Atemwege leiden, was auf lange Sicht zu Asthma führen kann.

Dauern die Belastungen längere Zeit an, entsteht eine innere Unruhe, die kaum noch als Unruhe empfunden wird. Es ist das ruhelose, unentwegte Beobachten der Außenwelt. Der Mensch ist unentwegt auf der Lauer; Verweilen und Entspannen sind völlig ausgeschlossen, weil ständig die Außenwelt abgetastet wird.

Die Bauchspeicheldrüse ist einem unaufhörlichen Stress ausgesetzt. Wegen der Spannung verbraucht sie sehr viel Kalium sul-

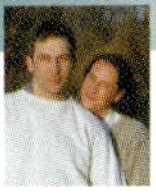

furicum. Wenn der Stress zu lange andauert, kann sie ihre Aufgaben nicht mehr erfüllen. Verdauungsstörungen und Diabetes können die Folge sein.

Das tut „man" nicht

Menschen, die so stark an der Außenwelt kleben, dass sie sich selbst nicht wahrnehmen können, unterwerfen sich immer wieder äußeren Zwängen. Würden sie das nicht tun, stünden sie vor dem Nichts, dem inneren Loch. Bereitwillig erfüllen sie die an sie gerichteten Forderungen, die allgemeingültigen Normen, die Erwartungen des „man".

Sie erwarten aber auch, dass sich alle anderen Menschen diesen Verhaltensmodellen unterwerfen. Jeder, der dies nicht erfüllt, erinnert an die furchtbaren Konsequenzen, die man als Kind zu tragen hatte, wenn man nicht spurte. Das verursacht einen enormen Druck und Angst. Um die Erinnerung mit all den damit verbundenen überwältigenden Gefühlen zu verhindern, wird versucht, den anderen von seinem „verwegenen" Tun abzuhalten.

- Befreiung: Wenn Menschen langsam ihrem Inneren auf die Spur kommen, spüren sie die eigenen Gefühle, Meinungen, Proteste und Einsprüche. Meist fehlt aber der Mut, diese und damit sich selbst ins Leben zu bringen. Zuerst muss die Angst überwunden werden, die meint, dass es nichts Gefährlicheres gäbe, als das eigene Leben. In vielen Situationen wird am Anfang zaghaft, dann aber immer öfter, das eigene Leben einer äußeren Anpassung vorgezogen. Der Mut nimmt zu, den auftauchenden Vernichtungsgefühlen zu widerstehen und sich von ihnen nicht beherrschen zu lassen. Die Enttäuschung wird immer geringer, das eigene Leben verraten zu haben.

Gut zu wissen

Die Befreiung ist mit heftigen Gefühlen verbunden.

Nur langsam kann sich ein Mensch an die Wut heranarbeiten, an die heftigen Gefühle, die entstehen, wenn der Verrat des eigenen Lebens immer spürbarer wird. Daraus resultieren intensive Gefühle der Enttäuschung über das nicht gelebte Leben, was dann zum Motor für das eigene Leben wird. Dann erst kann das eigene Leben in die Welt treten und damit zur Welt kommen.

Zusammenfassung

Zunehmende Fähigkeit zur Distanzierung von Zwängen

- Den Ärger durch Erwerben innerer Toleranz überwinden.
- Eine nachtragende Einstellung, die sich selbst und anderen schwer verzeihen kann, in verständnisvolle Zuwendung umarbeiten.
- Von einer verurteilenden Einstellung zu Einfühlungsvermögen gelangen.
- Abends den Tag durch eine versöhnliche Haltung gut aufarbeiten und in das Konzept für den neuen Tag einarbeiten.
- Erfrischt vom erholsamen Schlaf und gereinigt in den neuen Tag gehen.
- Große Anspannungen im Bauchbereich werden gemildert, wenn das Eigene zum Zug kommt!
- Der innere Raum wird durch die eigene Person ausgefüllt. Es entsteht ein innerer Schwingungsraum!
- Das Verständnis für sich und für andere wächst!
- Die Person kann ihren Innenraum „bewohnen".

Befreiende Affirmation

Die befreiende Einstellung zu diesem Mineralstoff heißt: „Die eigenen Bedürfnisse haben ein Recht, im Leben umgesetzt zu werden, und sind nicht unbedingt den Interessen anderer im Wege. Sie sind auch nicht gegen das Leben anderer gerichtet."

Was könnte noch helfen

Spaziergänge in der freien Natur, angemessene sportliche Betätigung in der frischen Luft, Atemübungen, Wahrnehmungsübungen.

Hilfreiche Fragen

- Wie gehe ich mit den Erwartungen anderer um?
- Welche Wünsche und Forderungen muss ich nicht erfüllen?
- Wie viel Rücksicht ist in Ordnung?
- Wann ist es zu viel mit dem Ärger?
- Wie sehr verleugne ich meine eigenen Bedürfnisse?
- Widme ich meinem Leben und dem anderer genug Aufmerksamkeit?
- Bin ich ein guter Anwalt für meine eigenen Bedürfnisse?

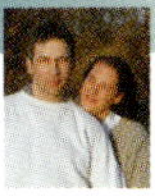

Magnesium phosphoricum Nr. 7

Das Generalthema bei diesem Mineralstoff ist die Anspannung.

Was bewirkt der Mineralstoff im Körper?

- Nr. 7 ist das Betriebsmittel für die unwillkürliche Muskeltätigkeit und deshalb zuständig für die Tätigkeit der Drüsen, der Nerven, der peristaltischen Bewegungen des Darmes und für das rhythmische Zusammenziehen der Herzmuskulatur.
- Magnesium phosporicum steuert das vegetative Nervensystem und hat daher Einfluss auf die Tätigkeit von Herz, Kreislauf, Drüsensystem, Verdauungsorgane und Stoffwechsel.
- Er ist ein gutes Schlaf- und Weckmittel.

Wie macht sich ein Mangel bemerkbar?

Plötzlich auftretende, einschießende, bohrende oder krampfartige Schmerzen, Lampenfieber, Schokoladenhunger, unwillkürliche Verkrampfungen (Bauchschmerzen, Koliken, Regelkrämpfe, Angina pectoris, Migräne im Anfangsstadium), Juckreiz (entspannt die Oberflächenspannung der Haut), blitzartige Schmerzen, Globusgefühl im Hals, Schlafstörungen, Blähungen. Magnesium phosphoricum Nr. 7 hilft in bestimmten Situationen wie Koliken besonders gut, wenn es in heißem Wasser aufgelöst und löffelweise getrunken wird („heiße 7").

Probleme, die zu Mängeln führen

Zweifel an den eigenen Fähigkeiten

Der siebte Mineralstoff hat mit der Spannung zu tun, mit der versucht wird, auf die Anforderungen aus der Umgebung zu antworten. Wird jemand nicht bestätigt oder erfährt das Gefühl der Minderwertigkeit, gerät er in Spannung. Die Spannung ist umso höher, je größer die Not in der Kindheit war und je schlimmere Konsequenzen es hatte, wenn die geforderten Erwartungen nicht erfüllt wurden. Der Mensch nimmt die an ihn gestellten Forderungen nach innen und richtet sie

INFO

Es ist die große Sehnsucht des Menschen, vor anderen bestehen zu können und dadurch etwas zu gelten. Der Mensch möchte gesehen werden, weil er dadurch das Gefühl hat, dass es ihn gibt.

dann ganz selbstverständlich an sich selbst. Damit kann er vermeintlich von vornherein der Gefahr vorbeugen, an ihn gerichtete Erwartungen und Forderungen zu übersehen.

Solche Menschen bewegt unentwegt die Frage, ob er allen Anforderungen seiner Umgebung gerecht werden kann und alles vollbringen kann, was von ihm verlangt wird. Je bedrängender diese Fragen werden, umso mehr muss er seine eigenen Unzulänglichkeiten verbergen und hoffen, dass sie von niemandem entdeckt werden.

- Befreiung: Der Zugang zum eigenen Wert, der unabhängig vom Können ist, macht stabil. Mit der Zeit entwickelt sich der Mut, zu seinem eigenen Können mit all seinen Qualitäten, aber auch Mängeln stehen zu können. Dann ist es auch keine Schande, einmal etwas nicht zu wissen oder zu können. Erst wer gelernt hat, zu seinen Grenzen zu stehen, kann auch etwas dazulernen. Darin zeigt sich eine starke Persönlichkeit. Je mehr es gelingt, zu sich zu stehen, umso mehr Freude über das eigene Können breitet sich aus.

TIPP

Seien Sie ein Anwalt gegen jedes Beschämen und Sie werden Erstaunliches erleben. Es hat eine ganz beachtliche Rückwirkung auf das eigene Leben, sich gegen Diskriminierung, Ausgrenzung und Zuschreibung von Minderwertigkeit zu stellen.

Scham

Lassen sich die Forderungen trotz aller Bemühungen nicht erfüllen, wird die innere Spannung nach außen sichtbar. Es entsteht das Gefühl der Scham. Mit Scham wird ein Gefühl beschrieben, das jemand erlebt, der bloßgestellt, entblößt wird. Es handelt sich dabei um Erlebnisse des Versagens, der Minderwertigkeit, der Überforderung und des Erwartungserfüllungsdruckes.

- Befreiung: Wer sich gegen das Beschämen seiner Mitmenschen einsetzt, entwickelt eine hohe Achtung vor dem Menschen und dessen Weg der Auseinandersetzung mit dem Leben. Damit kommt auch die eigene Art der Auseinandersetzung ins Blickfeld und eine große Dankbarkeit für den eigenen Weg, den zu gehen man im Stande war.

INFO

Wer über andere spottet, hat meist Verletzungen seines Selbstwertes erlebt und fühlt sich minderwertig. Dem Spott kann auch ein Selbstschutz zugrunde liegen. Solange nämlich ein anderer „dran ist", besteht keine Gefahr, selbst als Zielscheibe im Mittelpunkt zu stehen.

Spott, Hohn und Hänseleien

Besonders verletzend sind Verspottung, Verhöhnung, Ironie, Zynismus und Herabsetzung vor anderen. Jemand, der häufigem Spott ausgesetzt ist, erlebt sich als minderwertig. Das Gefühl der Minderwertigkeit kommt aus dem Bereich des Selbstverständnisses. Die

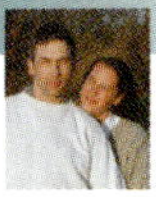

Erfüllung von Forderungen steht im Mittelpunkt. Dabei kommt es nicht auf das Bemühen an, sondern einzig und allein auf das Ergebnis. Das ist unbarmherzig!

Menschen, die oft verspottet worden sind, bemühen sich besonders, immer gut auf alles Mögliche vorbereitet zu sein, damit sie sich nicht blamieren. Sie lernen mehr als notwendig, müssen alles besser können als die anderen. Um Verspottungen abzuwehren, werden sie oft hart und unnachgiebig, wirken stolz und überheblich, in Wirklichkeit sind sie schwach und unsicher.

- Befreiung: Es ist nicht notwendig, sich mit Menschen zu umgeben, die einem nicht gut tun. Dies gilt aber nur, wenn eine entsprechende Wahlfreiheit besteht. Für Kinder in der Schule oder Erwachsene am Arbeitsplatz, die dieses Schicksal erleiden, ist es besonders schwer, eine so dicke Haut zu entwickeln, dass es nicht mehr weh tut. Ihnen tut es gut, wenn es dann andere Bereiche gibt, wo sie gut aufgehoben sind.

HINWEIS

Schon Kinder werden häufig in der Schule gehänselt und leiden darunter. Eltern sollten auf Veränderungen im Verhalten des Kindes, besonders Unlust, in die Schule zu gehen, achten und das Gespräch mit dem Kind, seinen Freunden und Lehrern suchen.

Scham der Frauen

Unter Scham werden auf der körperlichen Ebene die äußeren weiblichen Geschlechtsorgane (Vulva) verstanden. Nicht umsonst! Die Frau wurde und wird bis heute noch in manchen Gebieten der Welt als minderwertiges Wesen betrachtet. Die Verfügungsgewalt des Mannes über die Frau als sein Besitz stellt die Minderwertigkeit besonders drastisch dar. War die Frau ihrer Kleider beraubt, waren die Geschlechtsmerkmale das Kennzeichen, das ihre Minderwertigkeit dokumentierte und derer sie sich schämen musste.

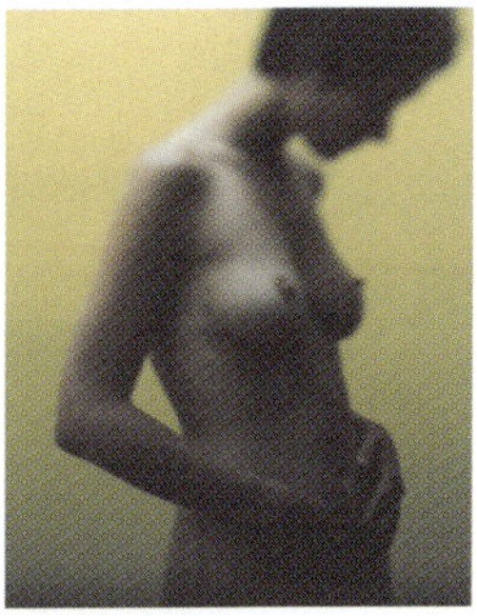

Die Würde der Frau muss geachtet werden.

Die Entblößung, die Aufdeckung des Minderwertigen verursacht eine große Enge, die die Spannung, mit der sich die Betroffene im Leben behaupten will, vergrößert. Ist damit noch das Gefühl verbunden, sich etwas anzumaßen, was einem gar nicht zusteht, wird die Bloßstellung noch verschärft. Drüsen, Nerven und vor allem das Herz verbrauchen bei der damit verbundenen Spannung besonders viel Magnesium phosphoricum, was sich im Gesicht als Schamröte zeigt.

- Befreiung: Lange schon kämpfen Frauen um die gleichen Rechte, wie sie dem Manne zustehen. Die gleichen Rechte sind es aber nicht allein, letztlich geht es um die Würde der Frau. Es müssen im-

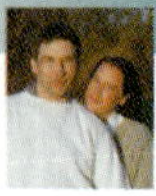

mer mehr Inseln gebildet werden, auf denen die Achtung der Würde der Frau eine Selbstverständlichkeit ist. Dann stellt sich auch eine Entkrampfung im Umgang der Frauen unter sich und mit Männern ein.

Blamieren

TIPP

Übernehmen Sie die überzogenen Erwartungen ihrer Umgebung nicht! Lassen Sie sich nicht von anderen, auch nicht von geliebten Menschen, unter Druck setzen. Wer einen anderen wirklich liebt, der schämt sich nicht für ihn, und es tut der Liebe auch keinen Abbruch, wenn sich einer blamiert.

Bei der Blamage geht es auch um eine Bloßstellung, die sich der Betroffene selber zufügt. Dies ist möglich, wenn sich beispielsweise jemand in Situationen begibt, in denen bestimmte Erfordernisse wie Können oder Wissen notwendig sind. Eine angemessene Selbsteinschätzung des eigenen Könnens schützt vor einem solchen Versagenserlebnis. Andererseits ist es auch denkbar, dass nicht vorhersehbare Situationen eintreten, die nicht bewältigt werden. Trotzdem erleben sich Menschen dann beschämt und bloßgestellt.

- Befreiung: Man sollte sich nicht freiwillig Situationen aussetzen, denen man sich nicht gewachsen fühlt, und gut mit sich umgehen. Man sollte sich auch keinem Druck aussetzen, der Minderwertigkeit erleben ließe. Andererseits ist es auch wichtig, mutig ein Wagnis einzugehen und das Gefühl zu erleben, es geschafft zu haben. Wenn etwas auch nicht oder nicht so gut gelingt, es ist wenigstens versucht worden. Nur wer nichts wagt, kann auch nichts falsch machen.

Das eigene Wertgefühl an einen anderen koppeln

Sehr problematisch ist es, wenn jemand sein Wertgefühl an das würdige oder erfolgreiche Bestehen eines anderen koppelt, z. B. Mütter zu ihren Kindern sagen: „Blamier mich bitte nicht!“ Ein Kind, das auf diese Weise belastet wird, erlebt den Druck zweifach. Einerseits muss es die Situation für sich bestehen, andererseits steht es unter Druck, dass es Schande über die Mutter bringen könnte! Dieser Druck kann sich nicht nur auf das Können, sondern auch auf Benehmen, Schicklichkeit und Aussehen, vor allem auf die Kleidung beziehen.

Aber auch bei Ehepaaren findet man immer wieder diese Verhaltensmuster. So behauptet mitunter eine Frau: „Zieh dich bitte ordentlich an. Was sollen die Leute von mir denken? Du weißt doch, das fällt alles auf mich zurück!“ Oft genug gibt es Situationen, in denen ein

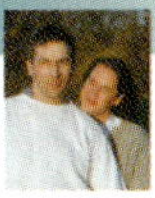

Partner in einer Gesellschaft den anderen am liebsten verstecken würde, weil er sich so sehr „für den anderen schämen muss".

- Befreiung: Jeder muss sein eigenes Leben leben.

Unterdrückung der Gefühle

Hat das Kind gelernt, seine Gefühle „tapfer" zu unterdrücken, wird es sich als Erwachsener schwer tun, Tränen zuzulassen. Immer wieder werden dann in Situationen, die zum Weinen sind, die Tränen unterdrückt werden. Nicht, weil die Umgebung den Ausdruck des Schmerzes und des Leidens nicht ertragen würde, sondern weil im Inneren zu viele Blockaden aufgebaut sind. Zu diesem Bereich gehören auch Schwäche und Hilflosigkeit, aber auch Erlebnisse einer besonderen Sensibilität, von denen empfunden wird, dass sie vor einer Umgebung, die dafür nur ein müdes, wenn nicht gar spöttisches Lächeln übrig hat, versteckt werden müssen.

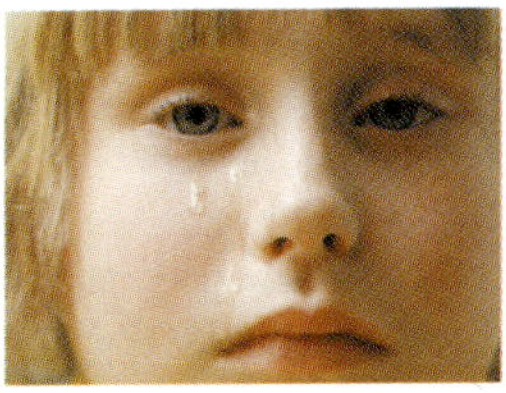

Fordern Sie nicht von Ihrem Kind, dass es Tränen „tapfer" unterdrücken soll.

An vorderster Stelle stehen bei diesem Erleben die Gefühle, die eine Minderwertigkeit, Missachtung oder gar Herabsetzung in Erinnerung rufen, die in solchen oder ähnlichen Situationen als Kind erlebt wurden. Der Mensch schämt sich dann seiner Tränen vor sich selbst und nicht vor den anderen.

- Befreiung: Schon bei Kalium chloratum Nr. 4 (s. S. 80) wurde dazu ermutigt, zu den eigenen Gefühlen zu stehen. Gelingt dies immer mehr, dann werden auch Tränen kein Grund mehr sein, um sich zu schämen.

Sich immer zusammennehmen müssen

Werden Gefühle geäußert, besonders Trauer oder Leid, wird der Betroffene oft beschwichtigt, das alles sei doch nicht so schlimm. Alle Appelle, Tröstungen oder Beschwichtigungen sind in diesen Momenten unangebracht, weil sie das innere Leben des betroffenen Menschen nicht ernst nehmen. Allerdings schaffen sie es, dass sich der Betroffene seiner Schmerzen und seiner Tränen schämt. Wenn die Gefühlsäußerungen aber ernst genommen werden, braucht es Geduld, bis die starke innere emotionale Bewegung sich beruhigt hat. Dann ist es möglich, auf den Vorgang einzugehen und darüber zu sprechen.

INFO

Bei der Arbeit an den Gefühlen ist oft festzustellen, dass ein großer Nachholbedarf in der Entwicklung einer altersgemäßen Gefühlswelt besteht. Meist stecken die Betroffenen gefühlsmäßig noch in den Kinderschuhen. Sie reagieren als erwachsene Menschen gefühlsmäßig noch immer so, wie sie es in ihrer Kindheit erfahren, gelernt oder eingeübt haben.

Der zweite Mineralstoff nach Dr. Schüßler, Calcium phosphoricum, hat vor allem mit der Spannung in den Muskeln zu tun. Magnesium phosphoricum hingegen steht mit der unterschwelligen Spannung, welche die Nerven, das Herz und die Drüsen und damit die Gefühle betrifft, in Zusammenhang. Diese Spannung ist dem Einzelnen nicht bewusst. Er kann sie auch nicht spüren. Sie hat aber einen großen Einfluss auf alle Vorgänge im Körper.

- Befreiung: Eine Lockerung der Anspannung, mit der unentwegt auf mögliche Gefährdungen gelauert wird, besteht in der Ermutigung in das eigene Leben und die damit verbundene Fähigkeit zur Lebensbewältigung und Vertrauen zu gewinnen. Eine von außen herangetragene Entwertung, Herabsetzung und Entwürdigung kann den Grundwert nicht schmälern.

Zusammenfassung

Zunehmende Fähigkeit zur Distanzierung von Zwängen

- Sich von dem Druck der Erwartungen der anderen in Richtung Eigenständigkeit lösen.
- Die Orientierung nach innen statt nach außen ausrichten.
- Sich von der inneren Anspannung in Richtung Lockerung und Gelassenheit bewegen.
- Von der Verunsicherung des eigenen Lebens zur Zustimmung zu sich selbst gelangen.
- Die Enttäuschung verarbeiten, die dadurch entsteht, dass man durch den anderen die Lebensberechtigung nicht zugesprochen bekommt, weil man etwas nicht konnte und den Erwartungen der anderen nicht entsprach.
- Die Spannung verringern, mit der darauf gewartet wird, vom anderen Zuspruch, Bestätigung, Verstärkung, Unterstützung oder Lob zu bekommen.
- Die Spannung, mit der eine Bloßstellung abgewehrt oder gar ein Blick in das eigene Innere befürchtet wird, abbauen.
- Die Angst vor der Scham verlieren, dass ein anderer sieht, wo man selbst wirklich steht.

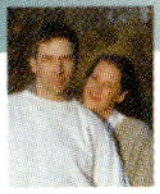

Befreiende Affirmation

Die befreiende Einstellung zu diesem Mineralstoff heißt: „Ich muss nicht mehr können, als ich in mir vorfinde. Aber ich werde verbessern, was mir möglich ist, und meine Lebensmöglichkeiten erweitern."

Was könnte noch helfen?

Selbsterfahrungsgruppen, Entspannungsübungen.

Hilfreiche Fragen

- Kann ich zu meinen Schwächen stehen?
- Glaube ich an meinen Wert?
- Habe ich Vertrauen in mein Können?
- Wo verlange ich mehr von mir, als mir gut tut?
- Hab ich den Mut, Erwartungen zu enttäuschen?
- Hab ich den Mut, mich zu blamieren?
- Kann ich mich in Frage stellen lassen?
- Schäme ich mich meiner Gefühle?
- Darf ich auch einmal unsicher sein?

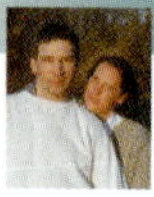

Natrium chloratum Nr. 8

Das Generalthema bei diesem Mineralstoff ist der Fluss des Lebens.

Was bewirkt der Mineralstoff im Körper?

- Er reguliert den Flüssigkeits- und Wärmehaushalt.
- Er bindet Schleim (Mucin) und bildet damit alle Schleimhäute.
- Er besorgt den Stoffwechsel aller Körperteile, die nicht durchblutet werden (Sehnen, Bänder, Knorpel, Bandscheiben, Augen).

Wie macht sich ein Mangel bemerkbar?

Fließschnupfen (wässrig), Hauptmittel bei Heuschnupfen, Nebenhöhlenprobleme, Kälteempfindlichkeit, Empfindlichkeit gegen Luftzug, Bandscheibenschäden, Knorpelschäden, Brandverletzungen (bei frischen Verbrennungen wird ein Brei aufgelegt), Schuppen auf dem Kopf, kalte Hände und Füße, Blasen- und Nierenentzündung, Heißhunger auf salzige und stark gewürzte Speisen, Gelenkgeräusche (Knacken in den Gelenken), viel oder wenig Durst, viel oder wenig Schweiß, trockene Haut (feuchtigkeitsarm), salzige, scharfe, brennende Absonderungen, tränende oder trockene Augen, Schlundbrennen (Brennen die Speiseröhre herauf), Geruchs- und Geschmacksverlust, Bluthochdruck, Ödeme, Gluckern im Bauch (österr.: Schlabberbauch), weil zu viel getrunken wurde.

Probleme, die zu Mängeln führen

Wer bin ich selbst?

Im Wissen über sich selbst ist der Mensch vor allem als Kind auf die Umgebung angewiesen. Er wird sich seiner selbst bewusst durch die Rückspiegelungen aus der Umwelt.

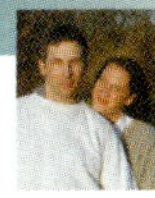

Gut zu wissen

Selbstwerdung ist ein Prozess.

Der Mensch braucht im Prozess seiner Selbstwerdung das Du. Nur über das Du kann er zu sich selbst kommen. In dieser Selbstwerdung erlernt der Mensch seine Verhaltensweisen. Vorerst sind sie reine Reaktionen und Einstellungen, die ohne weitere Überlegungen nachvollzogen werden im Sinne einer reinen Anpassung. Im Laufe der Zeit werden die Reaktionen auf das abgestimmt, was zu einer Bestätigung führt, eigentlich zu einer Bestätigung des eigenen Selbst, was immer als Aufwertung empfunden wird.

Die eigenen Wünsche und Bedürfnisse werden wohl erlebt, aber nicht nach außen gezeigt. Der Widerspruch von innerem Erleben und äußerem Verhalten wird unterdrückt, damit jenes Wohlgefühl entsteht, das durch eine bestätigende Zuwendung entsteht. Vor allem wird sie von den Menschen erheischt, zu denen eine große innere Abhängigkeit besteht. Der Mensch stimmt seine Reaktionen immer wieder auf seine Umgebung und die von ihm geforderten Antworten ab. Unter bestimmten Bedingungen wird ihm zugesprochen, dass er sich den Platz, den er in dieser Welt einnimmt, redlich verdient hat. Es handelt sich dabei um Leistung, Anpassung und eilfertigen oder vorauseilenden Gehorsam.

Einen Erfolg erlebt der Mensch, wenn es ihm gelingt, dem anderen die Wünsche von den Augen abzulesen, die Harmonie nicht zu stören und alles, was Unruhe stiftet, zu unterdrücken. Die Vorstellung, dass das Leben erst verdient werden müsse, führt dazu, dass der Mensch die Anforderungen der anderen unbedingt erfüllen will. Immerhin geht es dabei um die Anerkennung der eigenen Existenz.

Wissen, was für den anderen gut ist

Damit der andere seine Vorstellungen und Erwartungen gar nicht zu äußern braucht, werden sie schon erfüllt, bevor er sie ausspricht. Das ist die Vorstellung, die sich bei sehr sensiblen Menschen ins Leben hineinpflanzt. Bei diesem vorauseilenden Dienstgehorsam merkt der so irregeführte Mensch aber nicht, dass die Bedingungen, die er erfüllen will, seine eigenen Gedanken und Vorstellungen über den anderen sind und unter Umständen mit dem anderen nicht viel zu tun haben. Es werden Erwartungen erfüllt, so wie man es in der Kindheit lernte, wie jemand glücklich zu machen ist. Dabei handelt es sich um ein großes Missverständnis. Nicht das wird erfüllt, was der andere erwartet, sondern was ihm unterstellt wird, dass er es erwartet.

HINWEIS

Die in der Kindheit erfahrenen Erwartungen an die eigene Person werden oft ein Leben lang mitgetragen.

Schwierig wird die Situation, wenn der andere mit den angebotenen Erwartungserfüllungen nicht zufrieden ist, weil sie mit seinen tatsächlichen Erwartungen und Vorstellungen vom Leben nichts zu tun haben. Der sich Abmühende schwitzt ununterbrochen vor Anstrengung, weil er Erwartungen erfüllen will, die doch auf der Hand liegen. Dabei weiß er nicht, ob die von ihm erbrachte Leistung beim anderen ankommt oder sie schon wieder nicht passt! Es läuft ihm heiß und kalt den Rücken hinunter. Dabei verbraucht er sehr viel Nr. 8. Eine Reaktion, die als Folge der Enttäuschung dann zu hören ist, lautet: „Dir kann ich es ja nie recht machen!“

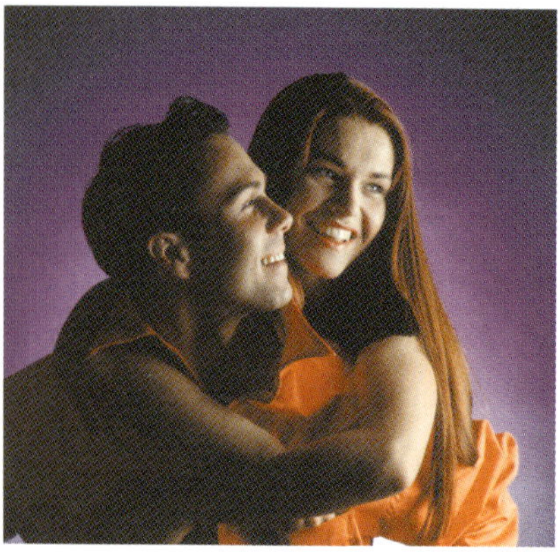

Ein junges Paar sollte lernen, seine verschiedenen Lebensmodelle aufeinander abzustimmen.

Wenn zwei junge Menschen, jeder mit seinem Lebensmodell ausgestattet, zusammenkommen, wird es schwierig. Da steht am Anfang die große Frage, ob beide bereit sind, ihre Lebensmodelle zu modifizieren und aufeinander abzustimmen, oder ob einer der beiden zwanghaft daran gekettet ist. Ist der Zwang bei einem Partner vorherrschend, wird sich der andere auf dem Altar der Harmonie opfern, damit alles „gut“ geht. Die zweite Möglichkeit besteht darin, dass auch der zweite Partner sein Modell nicht verlässt. Dann werden beide immer wieder im Streit landen und oft nicht wissen, worum es eigentlich geht!

An der Reaktion zeigt sich dann die Unbeholfenheit der Situation gegenüber. Es wird geschmollt. Der sich nach seinen eigenen Vorstellungen unentwegt Abmühende zeigt sich gekränkt. Er trotzt unter Umständen, gibt seinen Unwillen kund oder schweigt innerlich aufgebracht. Er fühlt sich ungerecht behandelt, weil der Partner auf die Handlungsmodelle, die er ihm unterschwellig unterstellt hatte, nicht eingegangen ist.

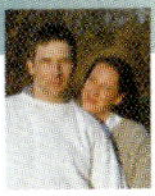

Menschen mit den eben beschriebenen Verhaltensweisen befinden sich nicht im Leben. Sie bilden eine nach innen orientierte Kugel, die sich an der Welt reibt. Der Gekränkte zieht sich vom Leben und den Mitmenschen, wenn auch nur vorübergehend, zurück, bis er die Enttäuschung geschluckt hat.

Weil es sehr schmerzt, dass man mit seinem Lebensverständnis beim anderen nicht ankommt, wird darüber meist nicht gesprochen. Der Betroffene versteht auch nicht, warum das so ist. Meist unterbleibt die Klärung der Situation und es läuft auf eine Trennung hinaus oder in die Resignation. Der andere hat nach Ansicht des Gekränkten trotz aller Änderungsbemühungen keinerlei Einfühlungsvermögen und schon gar kein Verständnis, denn Schuld haben immer die anderen.

An diesem Punkt wird sehr gut verständlich, dass manch wohlgemeinte Tat in Wirklichkeit der Versuch ist, sich im Sinne des auf sich Aufmerksam-Machens zu zeigen. Hier gilt: Gut gemeint ist noch lange nicht gut gemacht. Für den von den auswendig gelernten Lebensmodellen Geplagten bleibt es völlig unverständlich, wie die Welt auf ihn reagiert.

Fixierung und Stau

Im Versuch, sich mit den immer gleichen Antworten auf das Leben einzustellen, entsteht eine Fixierung. Auf der körperlichen Ebene ist es eine Erstarrung, die sich möglicherweise anfänglich im Knacken der Gelenke zeigt. Später kommt es zur Unbeweglichkeit wie bei Rheuma und Gicht.

Eine Parallele zeigt sich im Phänomen des Staues. Auf der körperlichen Ebene zeigt sich der Natrium-chloratum-Mangel u. a. durch einen Flüssigkeits- oder Hitzestau. Auf der charakterlichen Ebene zeigt sich der „Stau des Lebens“. Der Fluss des Lebens stockt, weil es auf bestimmte Verhaltens- und Strukturmodelle festgeschrieben wird, das Leben auf bestimmte Geleise festgefahren ist, nach kleinkarierten Mustern abläuft.

HINWEIS

Die Deutung von Krankheiten als Ausdruck verfestigter Lebensmodelle sind nur mögliche, auf keinen Fall zwingende Rückschlüsse!

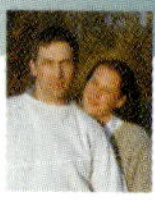

HINWEIS

Wenn ein Verhalten traumatisch oder zwanghaft verursacht ist, wird es nur durch eine gute Beratung verändert werden können.

Nicht enttäuscht werden wollen

Hinter all den mühevollen Anstrengungen steht die Angst, dass alles umsonst ist. Es kann doch nicht möglich sein, dass es falsch gewesen ist, wie man die Welt verstanden und auf die Anforderungen geantwortet hat. Tatsächlich war das Handeln nicht falsch. Die Handlungen und Reaktionen, durch die man sich auf das Leben einstellte, waren in der Kindheit oder Jugendzeit gefragt.

Menschen, die in ihrem Leben von besonderen Nöten und Schwierigkeiten geplagt waren oder sind, tendieren dazu, auf alles eine Antwort wissen zu müssen. Sie stellen durch diese Zwanghaftigkeit gar nicht mehr fest, welche Probleme tatsächlich jemals in ihrem Leben an sie herantreten könnten. Vor allem aber haben sie den Mut verloren, auf eine Situation spontan zugehen zu können, ohne Modell, ohne Antwort, ohne Rezept, unter Umständen hilflos oder gar ohnmächtig.

- Befreiung: Erst in dieser Haltung kann etwas Neues, noch nicht Gewusstes in das Leben eines Menschen treten. Das Leben stellt immer wieder neue Fragen, für die immer wieder auch neue Antworten gefunden werden müssen. Dann verliert sich die Angst auf das Neue, Ursprüngliche, Unerwartete und die Zuversicht gewinnt Raum, in erfinderischer, intuitiver Weise immer neue Gestalt zu gewinnen in den Wandlungen des Lebens.

Gut zu wissen

Der Fluss des Lebens

Im Eingehen auf viele Lebensmodelle, auch auf die anderer, und im Entwickeln und Finden der der Situation angemessenen Handlungsweise kommt der Mensch in den Fluss des Lebens. Er wird dann dem Leben gerecht, so dass jene Organe, die den Sitz der Gerechtigkeit darstellen, nämlich die Nieren, nicht mehr leiden müssen. Natrium chloratum entfernt auf der körperlichen Ebene das Fremde, das Gift aus dem Körper und gibt auf der charakterlichen Ebene den Impuls, die auswendig gelernten Modelle abzulegen und eigene Handlungsweisen für die jeweilige Situation zu entwickeln. Neugierde und Abenteuerlust sind die Hoffnungsträger für ein lebendiges Leben.

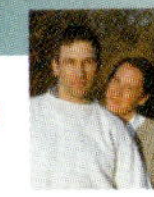

Zusammenfassung

Zunehmende Fähigkeit zur Distanzierung von Zwängen

- Von einem überholten Beziehungsideal, in dem es darum geht, dem anderen die Wünsche von den Augen abzulesen, hin zu einem partnerschaftlichen Modell.
- Die Befreiung führt an der Angst vorbei, dass der andere enttäuscht sein könnte, wenn seine Erwartungen nicht erfüllt werden. Meistens ist es eine Befreiung. Der andere ist dann nicht zum „liebenswürdigen" Annehmen der „Wohltaten" gezwungen, weil er Angst hat, dass der „Wohltäter“ bei Nichtbeachtung der „Wohltat“ verschnupft sein könnte.
- Niemand muss die Gedanken eines anderen lesen können!

Befreiende Affirmation

Die befreiende Einstellung zu diesem Mineralstoff heißt: „Ich muss die Erwartungen der anderen nicht erraten, sondern ich kann sie fragen.“

Was könnte noch helfen?

Alle Körpertechniken, in denen die Geschmeidigkeit von Bewegungen geschult werden, Kennenlernen und Üben von fremden und ungewohnten Verhaltensweisen.

Hilfreiche Fragen

- Vertraue ich mir selbst?
- Kann ich meine Gewohnheiten in Frage stellen?
- Habe ich Angst vor Konflikten?
- Bin ich bereit, neues Verhalten zu lernen?
- Bin ich leicht gekränkt oder eingeschnappt?
- Wie gehe ich mit Rückschlägen um?
- Kann ich auch allein sein?
- Spüre ich, wo ich blockiert bin?
- Bin ich bei Begegnungen anspruchsvoll genug?
- Hab ich den Mut zu neuen Antworten im Leben?

Natrium phosphoricum Nr. 9

Das Generalthema bei diesem Mineralstoff ist der Einsatz im Leben.

Was bewirkt der Mineralstoff im Körper?

- Er reguliert den Säure- und den Fetthaushalt.
- Er baut Zucker ab.

Wie macht sich ein Mangel bemerkbar?

Sodbrennen (brennt nur im Magen unten), saures Aufstoßen, Gastritis, Fettsucht, Rheuma, Talgprobleme, Mitesser, Akne, geschwollene Lymphknoten, fette oder trockene Haare und Haut, chronische Mattigkeit oder Müdigkeit, Heißhunger, Hunger nach Süßigkeiten und Mehlspeisen, sauer riechende Absonderungen des Körpers (Schweiß, Harn), Wundsein bei Säuglingen, Orangenhaut, Gelenkschmerzen, Steinbildung.

Probleme, die zu Mängeln führen

Und bist du nicht willig, so brauch ich Gewalt

Die im alltäglichen Leben der Menschen schon seit sehr langen Zeiten her übliche Anwendung von Gewalt und Druck wurde im Laufe der Zeit in religiöse Systeme eingebaut. Die Anwendung wurde dabei etwas Selbstverständliches.

Gut zu wissen

Druck und Gewalt

Druck ist ein Hauptkennzeichen für die Einflussnahme auf den Menschen. Er ist etwas Selbstverständliches in Machtstrukturen und dient der Erhaltung von Hierarchien. Gewalt, Druck und die feineren Spielarten in den Manipulationen sind als vorherrschende Umgangsformen tief in das Wesen des Menschen eingeprägt. Macht und Gewalt waren zu früheren Zeiten eine übliche und gewohnte Kombination, in der sich herrschaftliche Strukturen ausdrückten.

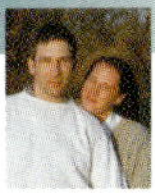

Noch heute werden Schläge damit gerechtfertigt, dass sie eigentlich ein Liebesbeweis seien. Dabei wird übersehen, dass diese Einstellung eine große Lieblosigkeit darstellt. Eltern, vor allem Männer, die selbst mit Schlägen aufgewachsen sind, rechtfertigen ihre Härte und Brutalität oft damit, dass es ihnen auch nicht geschadet habe. Grundsätzlich kann gesagt werden, dass Gewalt immer wieder weitergegeben wird. Gewalt erzeugt immer wieder Gewalt. Als Mittel zur Lösung von Problemen kann sie letztlich jedoch durch nichts gerechtfertigt werden!

HINWEIS

Gewalt ist nie ein probates Mittel, um Probleme, gleich welcher Art, zu lösen. Gewalt erzeugt immer nur wieder Gewalt.

Der „Zweck" des Lebens

Viele glauben, nur dann ein Recht auf Leben zu haben, wenn sie viel leisten. Das Kind muss gute Noten bekommen, sich anpassen und wohl verhalten, um geliebt zu werden (was eigentlich keine Liebe ist). Man muss viel besitzen, um ein angesehener Mensch zu sein. Es müssen Umgangsformen eingehalten werden, um nicht aus dem Rahmen zu fallen.

HINWEIS

Durch das nur auf Zwecke ausgerichtete Handeln (Utilitarismus) geht die Unmittelbarkeit des Lebens verloren.

Durch das „um zu" wird das Leben verzweckt. Der Mensch richtet sich in seinem Inneren nur darauf aus, was er mit dem, womit er sich gerade beschäftigt, erreichen kann. Wozu es ihm nützlich sein kann, ihm dienen wird! Es ist eine große Unbarmherzigkeit, wenn man sich immer fragen muss, wo denn der Nutzen liegt, bevor man handelt. Denn dadurch kann ein Mensch nie direkt dort sein, was gerade der Inhalt seines Handelns ist. Dem Leben im Hier und Jetzt wird dadurch ununterbrochen Gewalt angetan. Es muss immer für etwas herhalten.

Durch die Verzweckung des Lebens wird das unmittelbare Spüren von Werten gestört. Das, was den Menschen unmittelbar berührt und bewegt, wodurch er zu einer lebendigen Äußerung seines Daseins kommen würde, wird unterdrückt zugunsten eines Zweckes. Das Leben wird verkürzt auf Zwecke und Nützlichkeiten, wodurch die Freude aus dem Leben auszieht. Die Werte geraten aus dem Blickfeld und damit auch das ureigenste Leben.

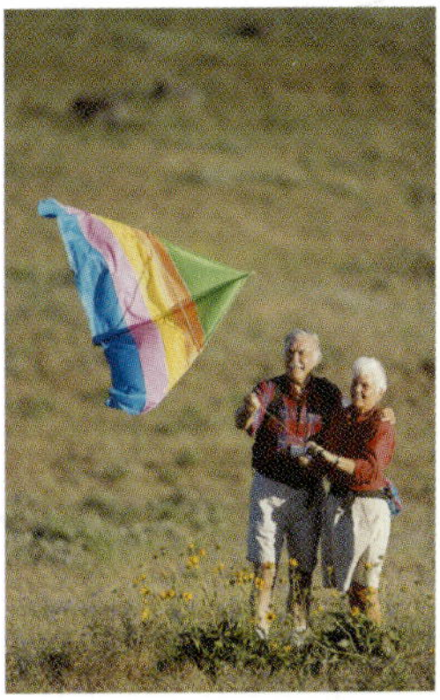

Aktivitäten müssen nicht immer einen Zweck verfolgen, sondern können auch einfach nur Spaß machen.

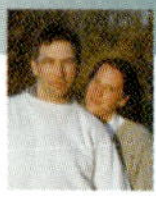

HINWEIS

Es geht hauptsächlich darum, ein Augenmaß dafür zu entwickeln, so viel wie nötig und so wenig wie möglich an Kraft anzuwenden.

Unterdrückung des Lebens

Es gibt nichts Anstrengenderes, als das Leben zu unterdrücken, weil es eine enorme Dynamik und Energie hat. In der Anstrengung, die sich auf allen Ebenen des menschlichen Daseins abspielt, entstehen viele Stoffe, die sich auf der körperlichen Ebene als Säuren darstellen.

Durch eine einseitige gewalttätige Einstellung, wie Veränderungen erreicht, Ziele angestrebt, Menschen beeinflusst und Kinder erzogen werden können, wird sehr oft übertrieben. Dabei wird, wie schon das Sprichwort beschreibt, oft genug mit Kanonen auf Spatzen geschossen. Das heißt mit anderen Worten, dass der Einsatz der Kräfte häufig unangemessen ist.

- Befreiung: Die aus den beschriebenen Zwanghaftigkeiten herausführende, lockernde und lösende Bewegung geht von der Unmäßigkeit zur Mäßigkeit. Ziel ist, für die entsprechende Situation das angemessene Maß an Kräften einzusetzen. Die Entwicklung muss von der Grobheit und Unangemessenheit hin zur Sanftmut, Feinfühligkeit und Behutsamkeit führen. Das eine drückt den mangelnden Zugang zur Welt und ihren Gegebenheiten aus, das andere das Einfühlen und Erspüren der Welt, wie sie ist.

HINWEIS

Man kann einen anderen mit seiner „Liebe" auch erdrücken. Dies gilt sowohl für Eltern, die ihr Kind zu sehr „bemuttern", wie auch für Partnerschaften.

Je mehr der Mensch in der Welt ist, umso mehr geht er auf sie ein. Allerdings darf daraus keine idealistische Forderung nach einer permanenten oder immerwährenden Präsenz abgeleitet werden. Wir sind mehr oder weniger im Fluss des Lebens. Dadurch sind wir immer wieder auf die Nachsicht anderer angewiesen.

Die versäuernden Übertreibungen reichen auch hinein bis in den Bereich der Zuwendungen. Es ist durchaus möglich, dass jemand einen anderen mit seinen Handlungen erdrückt, indem er glaubt, die Erwartungen des anderen zu erfüllen (s. Natrium chloratum Nr. 8, S. 104). Die Bemühungen um den anderen verlangen meistens einen großen Energieaufwand. Noch größer ist aber manchmal der Kraftakt, mit dem diese Bemühungen dem anderen aufgedrängt werden. Er wird umso aufwändiger und Kräfte raubender, je mehr sich der „Beglückte" gegen sein „Glück" zu wehren versucht.

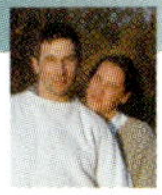

Das „richtige" Leben

Viele Menschen klammern sich an Vorstellungen, wie das Leben zu sein hat. Es gibt fertige Modelle für den richtigen Glauben und die wahre Liebe, für einen erfolgreichen Menschen, für eine ideale Familie, für die Beziehung zwischen Mann und Frau, für eine optimale Karriere, für das Feiern von Partys und vieles mehr.

Jemand, der sich solchen Modellen unterworfen hat, wird zwangsläufig ein einsamer Mensch. Er will nämlich alle zu diesen „richtigen" Modellen bekehren, was sehr viel Energie und Anstrengung kostet und mit viel Aufwand verbunden ist. Dabei wird eine wirkliche Begegnung unterbunden. Die Konversation läuft einseitig ab, bleibt unverbindlich.

Ein in seine Welt eingeschlossener Mensch, angekettet an „mustergültige" Verhaltensweisen, -modelle und -strukturen, erfährt große Existenzängste, wenn er erlebt, dass sich seine Umgebung nicht nach ihm richtet. Er wird viele Opfer bringen und keine Mühe scheuen, dies trotzdem zu erreichen.

Viele Sätze, geäußert mit großem Druck, was an der gepressten Atmung mit ausgleichendem Seufzen bemerkbar ist, beginnen mit den Worten: „Ich meine es ja nur gut, aber ..." Damit wird gerade das Gegenteil erreicht. Der auf diese Art und Weise Angesprochene wendet sich unter diesem Druck zumindest innerlich ab.

HINWEIS

Wirkliche Begegnung zwischen Menschen ist nur möglich, wenn Aufgeschlossenheit herrscht und keiner versucht, den anderen in fertige Schablonen zu pressen.

Sauer sein

Gelingt es jemandem nicht, den anderen nach dem Bild vom Leben auszurichten, in das er selbst zwanghaft eingesperrt ist, wird er auf ihn „sauer". Er ist dann „angefressen" von dem, der nicht nach derselben Pfeife tanzt wie er. Er spürt nicht, dass seine Bemühungen beim anderen als belastend empfunden werden und ihn förmlich von ihm wegtreiben. Er baut eine ablehnende Haltung gegen den auf, der seine Wünsche und seine Absichten in den Wind schlägt. Er fühlt sich selbst dabei abgelehnt und vor den Kopf gestoßen.

Einerseits lässt der Betroffene keine Lebensäußerungen in Richtung auf den zu, auf den er „sauer" ist. Er geht auf sich selbst los, indem er sein Leben bzw. seine Lebensäußerungen unterdrückt. Er versteckt die Gefühle, Spannungen, Enttäuschungen, Vorwürfe, aber auch das Leid, in dem er steckt, hinter einem Panzer. Es besteht kaum noch ein Austausch mit der Welt, die Abfallprodukte bleiben im Körper, die Säuren auch. Er wird tatsächlich mit Säuren überfüllt.

Andererseits will der „Saure" den anderen nicht mehr an sich heranlassen. Es bedeutet einen hohen Grad an innerer Bindung, wenn ein Mensch versucht, einen guten Kontakt mit einem „sauren" Menschen aufrechtzuerhalten. Keine Freundlichkeit, kein gutes Wort, keine noch so liebevolle Zuwendung kann mehr an den „Sauren" herankommen. Er stößt den anderen so lange vor den Kopf, bis der schließlich aufgibt und sich abwendet. Er fühlt sich verletzt und in der Haltung bestätigt, dass sich sowieso niemand nach „dem Glück" ausrichtet, das er vertritt. Vor allem der, der sich um ihn bemüht, meint es auf keinen Fall ehrlich! Das schadet dem, der sich in der „sauren" Welt befindet. Er ist dann auf den anderen nicht mehr sauer, weil er ihm seine Wünsche nicht erfüllt, sondern weil er sich von ihm abwendet.

HINWEIS

Es gelingt auf Dauer nicht, Menschen und damit das Leben zu vergewaltigen und ihnen die Vorstellungen, die zwanghaft erfüllt werden sollen, überzustülpen.

- Befreiung: Für Menschen mit einer Neigung zu solchen Reaktionen ist es von großer Bedeutung festzustellen und wahrzunehmen, dass sich das Leben nicht nach dem Menschen richtet. Der Mensch muss sich auf das Leben und seine Forderungen einstellen, damit er lebendig bleibt. Das Ziel besteht in der Freigabe des Lebens an die wunderbare Vielfalt möglicher Lebensäußerungen, ohne dass sie bewertet werden.

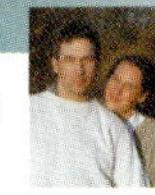

Zusammenfassung

Zunehmende Fähigkeit zur Distanzierung von Zwängen

- Zunächst gilt es, von der Unmäßigkeit zur Mäßigkeit zu gelangen.
- So viel wie nötig und so wenig wie möglich in der jeweiligen Situation an Kraft einsetzen.
- Von der Grobheit oder Unangemessenheit zur Sanftmut und zur Behutsamkeit gelangen.
- Es wird keine Not dadurch vermindert, wenn man glaubt, der Welt ununterbrochen zeigen zu müssen, wer man ist. Damit wird der Welt und den anderen Gewalt angetan. Die Anstrengung, die für diese Gewalt aufgebracht werden muss, versäuert den Menschen.

Befreiende Affirmation

Die befreiende Einstellung zu diesem Mineralstoff heißt: „Das Leben richtet sich nicht nach dem Menschen, sondern der Mensch muss sich auf das Leben und seine Forderungen einstellen."

Was könnte noch helfen?

Basische Ernährung, basische Bäder (BaseCare), Wärme, Sonne, südliche Atmosphäre.

Hilfreiche Fragen

- Mache ich zu viel Druck?
- Ist so viel Druck notwendig?
- Kann ich auch behutsam sein?
- Wie geht es mir, wenn andere Druck auf mich ausüben?
- Muss ich wirklich?
- Fresse ich zu viel in mich hinein?
- Will ich immer perfekt sein?
- Kann ich auch konsequent sein?
- Wann bin ich sauer?
- Bin ich geradlinig?
- Muss bei mir alles einen Zweck haben?
- Bin ich leicht gekränkt?

Natrium sulfuricum Nr. 10

Das Generalthema bei diesem Mineralstoff sind die starken Gefühle.

Was bewirkt der Mineralstoff im Körper?

- Die Leber baut mithilfe von Nr. 10 die anfallenden Schlacken- und Belastungsstoffe in ausscheidbare Stoffe um.
- Außerdem steuert die Leber mithilfe dieses Mineralstoffes den Depotzucker.

Wie macht sich ein Mangel bemerkbar?

Durchfall, zerschlagenes Gefühl in den Gliedern, verschwollene Augen (v. a. am Morgen), Tränensäcke, Vergiftungskopfschmerz (Kater), Verschlackung (stinkende Winde), Reißen und Ziehen in den Gelenken; Gicht, Rheuma, Schuppenflechte, Neurodermitis, hohe Zuckerwerte, geschwollene Beine, Druck im Ohr, offene Beine (Unterschenkelgeschwüre, Ulcus cruris), Juckreiz, juckende, beißende Ekzeme, Urtikaria, Fieberblasen und Herpes (Salbe!), Warzen, Muttermal.

Probleme, die zu Mängeln führen

Aggressionen

Im Sinne der Wortwurzel hat Aggression wenig mit negativen Inhalten zu tun, sondern mit einer aktiven, das Leben gestaltenden Haltung. Eigenständiges Handeln wird unter Umständen als Anmaßung empfunden, die sich gegen den anderen richtet. Damit ist es blockiert. Diese Eigenständigkeit wurde lange genug durch eine unterdrückende Erziehung verhindert. Meist wurde zu einer reaktiven und nicht zu einer aktiven, gestaltenden Lebenshaltung erzogen. Für den Einzelnen ist es dann nicht mehr möglich, von sich aus das Leben zu gestalten. Er wartet, bis er durch äußere Einflüsse zum Reagieren gezwungen ist. Auf lange Sicht entsteht das Gefühl, das Leben sei von außen bestimmt.

HINWEIS

Das Passive einer Lebensgestaltung drückt sich häufig in Äußerungen aus. Wenn häufig „es“, „alles“, „man“ verwendet wird, zeigt sich, wie sehr sich der Mensch von außen bestimmen lässt und sich hinter diese Einstellung zurückzieht.

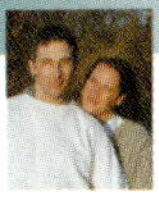

- Befreiung: Unbestreitbar sind viele Umstände vorgegeben, auf die der Einzelne wenig Einfluss hatte oder hat. Aber letztlich befragt das Leben den Menschen dahingehend, was ihm möglich war zu gestalten aus dem, was er vorfand. Das Erkennen seiner Aufgabe sowie die Bewältigung des Lebens bestehen darin, das, was er vorfindet, nach seinen Möglichkeiten zu bearbeiten. Doch dieser freien Haltung stehen im Gefühlsbereich Hindernisse entgegen.

Passive Haltung

Der Grund für eine passive Haltung liegt wieder in der Kindheit begründet. Wenige Eltern ermutigen ihre Kinder, zu ihren eigenen Gefühlen zu stehen. Dann müssten sie sich nämlich auch mit deren Protesten, Widersprüchen und Eigenwilligkeiten auseinander setzen. Bequemer ist es, aber auch das eigene Leben blockierend, das Kind zu zwingen, sich nach den Erwachsenen auszurichten. So lernt es, nicht die eigenen Empfindungen für wahr zu halten, sondern das, was ihm von den Erwachsenen als wichtig und richtig beigebracht wird. Das ist der Beginn der Entfremdung von sich selbst.

- Befreiung: Ein aggressiver Stil im Leben sollte als Haltung: „Frisch gewagt ist halb gewonnen!" oder „Jeder ist seines Glückes Schmied!" verstanden und nicht als zerstörerisch angesehen werden. Wie sonst sollte sich im Leben etwas ändern? Manchmal muss Altes zugrunde gehen, damit Neues entstehen kann.

Allzu oft wurde abenteuerlustigen, aufrichtigen jungen Menschen vorgeworfen, dass sie frech seien, unverschämt, maßlos, rücksichtslos, bedrohlich und überheblich. Unter dem Druck der Anklage bricht die Eigenständigkeit oft genug zusammen. Die Rückkehr zu einem Leben aus der eigenen Lebendigkeit heraus wird mit einem guten Gefühl verbunden sein. Es zeigt, dass sich der Mensch wieder in den Fluss des Lebens zurückbegeben hat.

Rücksicht nehmen

Im Leben vieler Menschen spielen die anderen eine wichtige Rolle. Das Thema Rücksicht ist dabei vorherrschend. Immer wieder wird gefragt: „Was werden wohl die Leute dazu sagen?" Dabei bleibt das eige-

HINWEIS

Bei jungen Menschen zeigt sich die Verhinderung und Unterdrückung des eigenen Lebens nicht wie oft angenommen in einem aggressiven, sondern in einem zerstörerischen Verhalten. Das Maß an äußerer Zerstörung weist auf ein Gespür für die innere Verwüstung hin.

ne Leben auf der Strecke. Das betrifft nicht nur die älteren Semester. Gerade junge Menschen haben sehr strenge und oft enge Vorschriften und Vorstellungen in den Gruppen, in denen sie sich bewegen.

- Befreiung: Aggressives Verhalten ist der Jugend auf jeden Fall zuzugestehen, zeigt es doch, wie sehr sie sich am Leben beteiligen und es in die eigene Hand nehmend gestalten wollen! Nur dann ist es möglich, auf neue, unbekannte und spannende Fragen des Lebens einzugehen. Die Jugend kann Möglichkeiten aufzeigen, die in ihrer Passivität resignierte Erwachsene nie entwickelt hätten. Die Impulse der jungen Generation können die verschütteten Ebenen der Erwachsenen wieder lebendig werden lassen.

Gefühle sind gefährlich

Durch die Entfremdung von den eigenen Gefühlen wird der junge Mensch in eine zwanghafte Reaktionshaltung hineinmanipuliert. Er muss eine enorme Kraft aufwenden, um dem aufgestauten Druck nicht zu unterliegen. Er hat Angst, wenn der Deckel seines Hochdrucktopfes abgehoben würde, könnte er seine Gefühle nicht mehr unter Kontrolle halten, sondern er wäre ihr Sklave.

Er hat nicht nur bei sich selbst, sondern auch bei den „kontrollierten“ Erwachsenen erlebt, dass manchmal die Gefühle zum Durchbruch kommen. Der entstandene Überdruck lässt sich nicht immer steuern, wodurch sich ein weitestgehend unkontrollierter Gefühlsschwall ergießt. Mancher lässt sich zu Handlungen hinreißen, die er sonst nie begangen hätte. Im Affekt, wie dann formuliert wird. Die Angst vor den Gefühlen wächst dadurch immer mehr. Er ist damit von zwei Seiten umzingelt: Auf der einen glaubt er, sich nach seiner Umgebung richten zu müssen; auf der anderen muss er sich seiner Angst vor den eigenen Gefühlen und vor dem eigenen Leben beugen.

- Befreiung: Der Versuch, zum eigenen Leben zu kommen, ist oft von Unbeholfenheit und Ungeschicklichkeiten gekennzeichnet. Die Zwickmühle, in der sich der Betroffene befindet, behindert lange Zeit alle Bemühungen. Kommen sie trotzdem einmal nach außen, zeigen sie durch ihre Vehemenz die innere Unfreiheit auf.

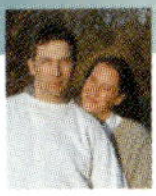

Die drei Dimensionen der Gefühle

Gut zu wissen

Wer die Gefühle als überkochend, gefährlich und explosiv erlebt hat, wird sich schwer tun, sich auf die drei Bereiche der Gefühle einzustellen.

- Das Erlebnis der Gefühle: die innere Schwingung als Antwort auf die äußere Empfindung. Je tiefer der Innenraum, umso tiefer der Schwingungsraum für die Gefühle.
- Der Ausdruck der Gefühle, in dem nach außen die Empfindung von der Welt rückgemeldet wird. Manche Menschen glauben eine besonders wirkungsvolle Rückmeldung zu geben, wenn sie diesen Ausdruck stark übertreiben.
- Das Leben der Gefühle, wodurch dem Empfundenen und Gefühlten Gestalt verliehen wird.

- Befreiung: Die Scheu vor Gefühlen, besonders vor starken Gefühlen, besteht in der Angst, die Kontrolle zu verlieren. Dabei wird übersehen, dass ein Unterschied besteht im Empfinden eines Gefühles, dem Ausdruck, der einem Gefühl nach außen verliehen wird, und den sich daraus ergebenden Handlungen. Für stark gefühlsgebundene Menschen ist es schwer, diese drei Bereiche auseinander zu halten und für sich stehen zu lassen.

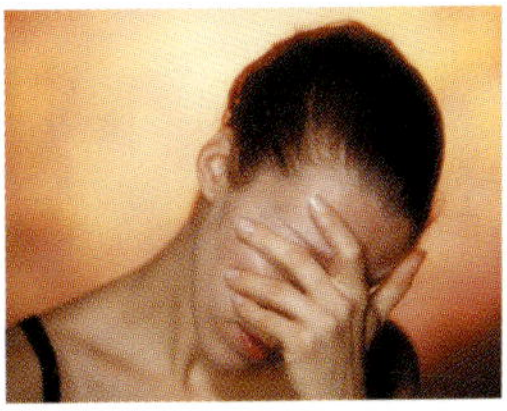

Leben Sie ihre Gefühle – aber lassen Sie sich nicht von ihnen leben!

Die innere Distanz, die ab der Pubertät zu den eigenen Gefühlen gewonnen werden sollte, um erwachsen zu werden, bedeutet keine Abkühlung der Gefühle wie bei ihrer Unterdrückung. Die Fähigkeit zur Distanzierung bedeutet, dass die Person den erlebten Gefühlen gegenübertreten kann, ohne sich in ihnen zu verfangen. Wird dies konsequent geübt, verliert sich die Scheu vor Gefühlen. Auch wird die Zensur für erlaubte und nicht erlaubte Gefühle in der Folge immer schwächer. Der immer freiere Fluss der Gefühle führt zu einer Erlebnisfähigkeit, die die Fähigkeit des Genießens immer näher bringt.

In der Erlebnisfähigkeit von Gefühlen besteht ein enormer Nachholbedarf. Steckt jemand zu sehr in seinen Gefühlen fest, kann er sie nicht erleben, sondern die Gefühle leben den Menschen. Die Person ist zu sehr in die Gefühle verstrickt und ein Opfer der Gefühlsverwirrungen.

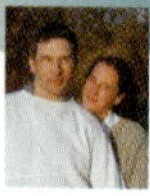

HINWEIS

Es findet kaum eine Erziehung zu einer Gefühlskultur im Sinne einer Achtsamkeit statt. Das macht verständlich, dass die Menschen gelernt haben, ihre Gefühle zu überspielen.

Nur wenn die Gefühle des heranwachsenden Menschen beachtet und geachtet werden, erlebt dieser seine Gefühlswelt als eine wesentliche, eigenständige Bezugsmöglichkeit zur Welt. Auf diese Weise wird er in seinem Leben begleitet, wird ihm geholfen, das Leben sinnstiftend zu deuten. Die Zusammenhänge im Leben werden fühlbar und spürbar. Die Bezugnahme auf eine Autorität, von der die Orientierung im Leben diktiert wird, erübrigt sich. Die einzige zu akzeptierende Autorität ist die eigene Person, ist die innere eigene erlebte, gefühlte und gespürte Welt.

Das eigenständige Gefühlsleben, wodurch das Leben glaubwürdig gedeutet werden kann, verhilft zu einer wahren Emanzipation gegenüber den Erwachsenen. Die Abhängigkeit verliert sich immer mehr, so dass es dem jungen Menschen möglich wird, sich auf seine eigenen Beine zu stellen.

HINWEIS

Auch starke Gefühle haben ihre Berechtigung und müssen gelebt werden, damit sie bearbeitet werden können. Damit ist nicht gemeint, seinen Gefühlen unkontrolliert freien Lauf zu lassen, sondern sie zuzulassen und ihren Gründen nachzugehen.

Übertragung nach außen

Besonders starke Gefühle werden leicht verdrängt. Sie dürfen kaum leben und werden oft von einem festgefrorenen freundlichen Lächeln im Gesicht überspielt. Nach außen wird gelebt, womit innerlich überhaupt keine Übereinstimmung besteht. Nach vielen Jahren der Unterdrückung starker Gefühle, der Vermeidung von Situationen, in denen starke Gefühle entstehen könnten, und der Entfremdung vom eigenen Empfinden verkümmert die Fähigkeit zur inneren Stellungnahme.

Dem Menschen wird es unmöglich, mit den überaus starken Lebensausdrücken von Wut, Zorn und Hass zurechtzukommen. Doch sie bestehen und wenn sie nicht leben dürfen, wirken sie in unterschwelligen Schichten. Sie verursachen Fehlhandlungen, missverständliche Aktionen und Abreaktionen, der Abbau aufgestauter Gefühle an unschuldigen Opfern.

Wut, Zorn und Hass sind einander sehr nahe Gefühle und haben mit einer andauernden Verhinderung des eigenen Lebens zu tun. Sie richten sich oft nach außen, auf Personen, die vermeintlich das eigene Leben unterdrücken. Bei Erwachsenen sind dies meist Übertragungen, denn der tatsächliche Feind des eigenen Lebens steckt in ihnen

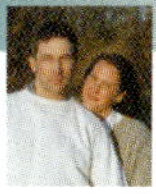

selbst. Es ist die Zwanghaftigkeit, mit der der Mensch an eine Struktur gefesselt und ihr damit ausgeliefert ist.

Die Übertragung nach außen hilft lange Zeit, den inneren Druck, mit dem die eigene innere Stellungnahme zum Leben unterdrückt wird, nicht wahrnehmen zu müssen. Solange andere dafür zuständig sind, dass es im Leben schlecht geht, kann sich die starke Gefühlsbewegung auf ein „Opfer" richten. Doch niemand ist nur das beklagenswerte Opfer, oft genug spielt das Opfer mit, ganz im Sinne von: „Das Opfer sucht seinen Täter."

- Befreiung: Solange der Sprung von außen in das eigene Innere nicht gelingt, kann die Empörung über die Unterdrückung des eigenen Lebens nicht gegen die behindernde Blockade gerichtet werden. Die Überwindung einer solchen Zwanghaftigkeit braucht eine intensive Sprengkraft, welche in den starken Gefühlen von Wut, Zorn und Hass enthalten ist. Erst so starke Bewegungen können aus den Umklammerungen der Angst befreien. Es ist dieselbe Angst, die in der Kindheit vor den Menschen bestand, die zum zwanghaften Leben gezwungen haben. Die Auseinandersetzung zur Überwindung dieser Angst muss nicht mit diesem Menschen gesucht werden, sondern sie findet einzig und allein innerhalb der Person statt. Die Stärke der Person wächst in diesem Prozess, so dass sie der Angst standhalten kann!

HINWEIS

Es geht um eine radikale Ehrlichkeit sich selbst gegenüber. Auch wenn die Bilder, die mit diesen starken Gefühlen verbunden sind, manchmal erschreckend sind, sollte den Gefühlen innerlich freier Lauf gelassen werden. Äußerlich hängt es von der Persönlichkeit des Einzelnen ab, wie er diesen inneren Vorgängen nach außen in angemessener Weise Gestalt verleiht.

Auseinandersetzung mit Emotionen

Die Auseinandersetzung mit Emotionen muss vom ersten Tag des Lebens eingeübt werden, indem die Gefühle des Kindes ernst genommen, also angehört und ausgesprochen werden sollten. Lösungsmodelle für Konfliktsituationen können miteinander erarbeitet, besprochen und geübt, sollen aber nicht übergestülpt werden.

- Befreiung: Das Leben ist ein Lernprozess für den, der lernen will. Alle Modelle, Strukturen und Strategien, die ein Mensch lebt, hatten irgendwann einen Sinn. Alle einmal erworbenen Formen des Lebens unterliegen allerdings Anforderungen, die Veränderungen oder Anpassung an veränderte Verhältnisse verlangen. Neue, dem Alter und der Situation angemessene Antworten müssen entwickelt werden.

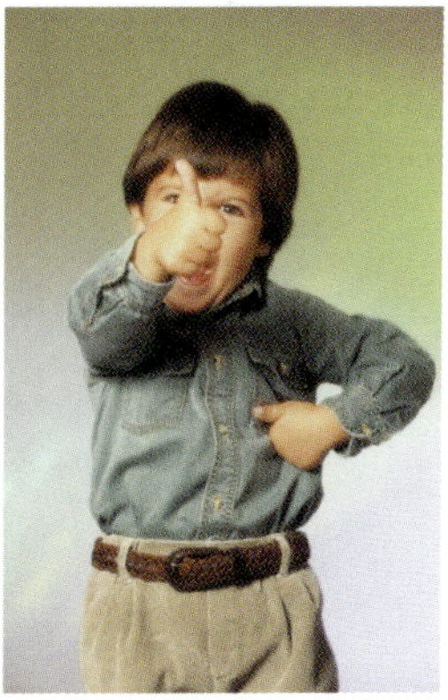

Nehmen Sie die Gefühle Ihres Kindes ernst.

Abschied

Doch dies ist nicht immer einfach und der Betroffene mag sich dagegen wehren. Es besteht ein unabdingbares Recht darauf, eine einmal gegebene Antwort für sehr wertvoll zu halten. Sie entsprang Erfahrungen und eigenen Mühen und wurde unter großem Einsatz entwickelt. Die Versuchung, an ihr hängen zu bleiben und sie in das eigene Leben hinein zu zementieren, ist sehr groß. Beim Abschied ist es durchaus berechtigt, von Trauerarbeit zu sprechen. Der Lockerungs- bzw. Lösungsvorgang führt über eine Phase der Verunsicherung und der Destabilisierung. Viel hängt in dieser Situation von der Mentalität und der Flexibilität oder Starrheit der begleitenden oder erziehenden Umgebung ab.

- Befreiung: Die Versöhnung mit dem Leben und den damit verbundenen Herausforderungen gehört mit zu den entscheidenden Grundhaltungen des Menschen. Gelingt sie ihm, bewegt er sich immer wieder in neue Räume, fügt einen Mosaikstein nach dem anderen in sein Lebensmosaik. Diese Mosaiksteine bzw. Ereignisse sind nicht ursächlich aneinander geknüpft. Sie zeigen sich je nach Situation und Gegebenheit. Das Leben unterliegt keiner zwanghaften linearen Entwicklung!

In der Erziehung sollte der Ermutigung des Menschenkindes viel Raum gegeben werden, damit das Vertrauen in die eigene Lebensfähigkeit wächst; in die Fähigkeit, sich dem Leben zu stellen und damit im Fluss des Lebens zu sein.

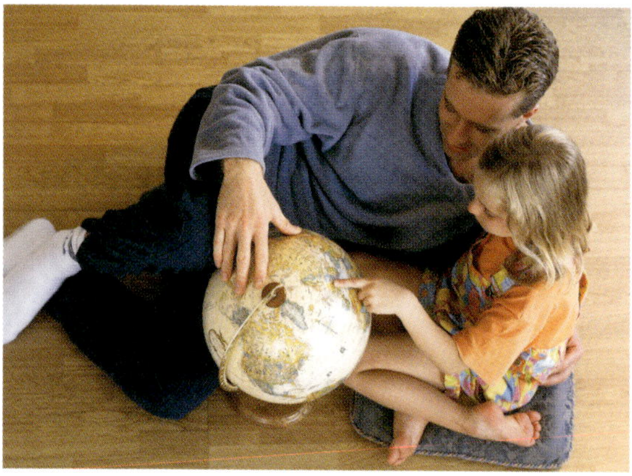

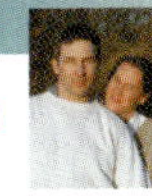

Zusammenfassung

Zunehmende Fähigkeit zur Distanzierung von Zwängen

- Sich lösen von allzu festgefügten Vorstellungen und Verhaltensweisen hin zu einer lebendigen Einstellung.
- Von einmal gemachten Erfahrungen loslassen und zur Hingabe an das Leben gelangen.
- Sich wegbewegen von der Prinzipienreiterei in Richtung Originalität.
- Sich von der Versuchung, das Leben in bestimmte Formen zu pressen, verabschieden und bereit werden zum Empfangen des Lebens.
- Die Versöhnung mit dem Leben und den damit verbundenen Herausforderungen gehört mit zu den entscheidenden Grundhaltungen des Menschen.

Befreiende Affirmation

Die befreiende Einstellung zu diesem Mineralstoff heißt: „Der andere ist anders als ich, das gefährdet weder ihn noch mich. Ich bin anders als er und lebe daher auf meine eigene Art."

Was könnte noch helfen?

Wutabbau, Entlastung durch Gestalttherapie.

Hilfreiche Fragen

- Habe ich den Mut, an Dinge heranzugehen?
- Kann ich mit Hilflosigkeit umgehen?
- Darf ich auch wirklich starke Gefühle haben?
- Darf ich auch hassen?
- Bin ich auch ein Gestalter meines Lebens?
- Kontrolliere ich mich zu sehr?
- Kann ich auch zu mir selbst stehen?
- Bin ich schon festgefahren?
- Interessiert mich das Leben noch immer?
- Kann ich auch einmal auf etwas pfeifen?

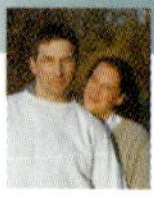

Silicea Nr. 11

Das Generalthema bei diesem Mineralstoff sind die Beziehungen.

Was bewirkt der Mineralstoff im Körper?

- Er ist beteiligt am Aufbau des Bindegewebes, stärkt es und verhindert Brüchigkeit.
- Er baut die Leitfähigkeit der Nerven auf.
- Er hilft dem Organismus beim Umgang mit Säure.

Wie macht sich ein Mangel bemerkbar?

Bindegewebsschwäche, Licht- und Geräuschempfindlichkeit, Zucken der Lider oder Mundwinkel, schlechte Haare oder gespaltene Haarspitzen, brüchige oder sich in Schichten ablösende Nägel, Ischiasschmerzen, Rheuma, stinkender Schweiß (v.a. Fußschweiß), Dehnungsstreifen, Schwangerschaftsrisse, Neigung zu blauen Flecken (Brüchigkeit der Aderwände), pfeifende Ohrgeräusche durch sklerotisch verengte Adern, Leistenbruch.

Probleme, die zu Mängeln führen

Unerträglicher Druck

HINWEIS

Kinder benötigen Zuwendung und Liebe, um zu starken Menschen heranzuwachsen. Das beinhaltet auch, dass sie nicht alle Anforderungen der Eltern und anderer Erwachsener erfüllen können und müssen.

Es gibt vielfältige Möglichkeiten, wie sich ein Kind auf seine Umgebung einzustellen vermag. Das liegt u. a. an der Stellung innerhalb der Familie, ob etwa Geschwister da sind oder ob das Kind bei einer allein erziehenden Mutter oder Vater aufwächst. Auch antworten nicht alle Kinder in einer Familie in gleicher Weise auf Einengungen und Zwänge. Letztlich lassen sich niemals zwei ganz gleiche Verhaltensweisen finden, doch in den Grundzügen bestehen Ähnlichkeiten, die allen Menschen in abgestufter Intensität eigen sind.

Grundsätzlich lernt der Mensch durch die intensive Auseinandersetzung mit anderen dazu. Er lernt dessen Art zu leben kennen und seine Möglichkeiten. Sind sie für ihn praktikabel, so wird er sie übernehmen. Genauso geht es dem Kind. Je verschiedenartiger die jeweiligen Forderungen sind, umso schwieriger wird es, sich auf sie einzu-

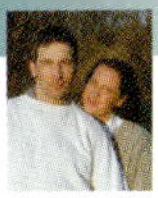

stellen, ohne dass es zu Konflikten kommt. Das Kind will keine Konflikte erleben, sei es in Form von Vorhaltungen, Missstimmungen, Vorwürfen, lautem Geschrei oder gar Schlägen. Es vermeidet Schwierigkeiten, um nicht die Berechtigung zum Leben abgesprochen zu bekommen.

Erlebt ein Kind häufige Zurückweisungen und Nichtbeachtung, ist das schlimmer als jede nur erdenkliche Strafe. Es wird wahrscheinlich versuchen, alle Erwartungen und Forderungen komplett zu erfüllen.

Zerrissenheit

Versucht nun das Kind alle Erwartungen zu erfüllen und auch die von den Erwachsenen gelebten Verhaltensmodelle zu integrieren, wird es damit scheitern, denn bei jedem Erwachsenen muss es etwas anderes erfüllen. Es fühlt sich ganz und gar zerrissen. Es ist überfordert, weil es bei zu vielen Bezugspunkten und Orientierungsmöglichkeiten die Übersicht verliert. Nach und nach will es nichts mehr in sich hineinarbeiten, weil die äußeren Konflikte immer wieder Schmerzen bereiten und es überfordern. So wird auf eine innere Beteiligung am Leben vollends verzichtet, nichts Eigenes mehr beansprucht, auch nichts mehr gewollt. Nur der Verzicht auf das Innenleben versetzt das Kind in die Lage, sich auf die jeweiligen Forderungen einzustellen und sie zu erfüllen.

So bildet sich allmählich ein Mensch heran, welcher zu allen freundlich ist, jedem nach dem Mund redet, seinem Gegenüber immer Recht gibt, Konflikte und Schwierigkeiten auf jeden Fall vermeidet, jedem die Wünsche erfüllt und immer ein Lächeln im Gesicht trägt. Mit dem unverbindlich verbindlichen Lächeln bittet er jeden, doch nichts gegen ihn zu haben. Zu erfüllen, was der andere erwartet oder was vermutet wird, dass es der andere erwartet, ist das höchste Glück.

Zuständigkeit für alles

So ist dieser Mensch ununterbrochen auf der Lauer, dass er nur nichts in seiner Umgebung übersieht. Er ist völlig nach außen ausgerichtet und kann nicht mehr feststellen, was ihn nicht betrifft. Gefühlsmäßig entwickelt er die Einstellung, für alles und jedes verantwortlich zu

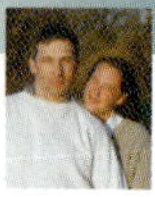

sein. Er hat den Eindruck, unentbehrlich zu sein. Dies kann sich in den verschiedensten Rollen, die der Mensch spielt, zeigen:

- Die Mutter ist dafür veranwortlich, wenn es dem Kind schlecht geht, und muss deshalb ein schlechtes Gewissen haben.
- Der Partner ist dafür zuständig, dass die Beziehung funktioniert. Sonst entsteht ein schlechtes Gewissen, weil der Betroffene denkt, zu wenig für die Beziehung (die Bindung) getan zu haben. Geht die Beziehung schief, fühlt sich der solcherart geplagte Mensch schuldig.
- Ein Angestellter oder Arbeiter ist dafür verantwortlich, wenn im Betrieb etwas schief läuft. Die Umgebung, welche sehr feinfühlig auf solche Ausstrahlungen reagiert, benützt diese Gefühlslage und macht ihn unter Umständen zum Sündenbock.

Ausschaltung des Eigenen

INFO

Um das eigene Leben zu schützen, schalten Menschen mit zwanghaften Strukturen das eigene Erleben aus. Dadurch wird aber auch der Zugang zum Leben versperrt.

Im Extremfall kommt es zu krankhaften Entwicklungen wie die Ausschaltung des Eigenen. Um die von außen herangetragenen Erwartungen, Vorstellungen oder nur atmosphärisch spürbaren Forderungen zu erfüllen, muss der Betroffene mit einem äußerst feinen Wahrnehmungsapparat ausgestattet sein. Das gelingt ihm nur, weil er irgendwann sein Eigenes auszuschalten gelernt hat. An dieser Stelle berühren sich die charakterlichen Strukturen von Silicea und Kalium sulfuricum.

Die Ausschaltung des eigenen Lebens wird vom Betroffenen gespürt. Was dann bleibt, ist die Enttäuschung über das Nicht-Leben, über die Empfindung, dass das eigene Leben an einem vorbeigeht.

Bei Silicea ist diese Ausschaltung bereits geschehen zugunsten der Bereitschaft, willig und ohne zu fragen, die gefühlten, oft nur eingebildeten Erwartungen zu erfüllen. In diesem Funktionieren vollzieht sich zwangsläufig die Verabschiedung vom eigenen Leben. Oft genug sind es dann nicht mehr die von außen herangebrachten Forderungen und Erwartungen, die erfüllt werden, sondern die im Laufe des Lebens nach innen genommenen Forderungen. Sie werden häufig in Menschen projiziert, die gefühlsmäßig nahe stehen. Ursprünglich waren es ja auch nahestehende Menschen, die solche Nöte erzeugt ha-

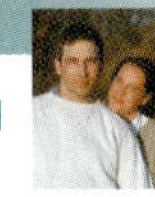

ben. Je tiefer die gefühlsmäßige Beziehung zu einem Menschen ist, desto größer ist die Gefahr, dass auf ihn diese krankhaften Erwartungen projiziert werden.

Die dauernde Überbelastung für diese innere Akrobatik beansprucht die Nervenfasern extrem und damit den Silicea-Haushalt. Außerdem lässt die dauernde Anspannung eine Überfülle an Säure entstehen, welche ebenfalls auf der körperlichen Ebene Mineralstoffe verschleißt.

- Befreiung: Anfangs ist es dem Kind möglich, die verschiedenen, von den Erwachsenen vorgegebenen Lebensformen zu akzeptieren, sie zu erfüllen und sie für sich zu erwerben. Indem das Kind sie für sich erwirbt, werden sie seine eigenen. Aus der Identifizierung mit dem Selbstverständnis des Erwachsenen, der Übernahme des Fremden, entsteht nach der Auseinandersetzung mit dem Erworbenen und Eingliederung in die eigene Welt die Identität. Aus dieser heraus kann authentisch gehandelt werden. Wird vom Erwachsenen die Auseinandersetzung des Kindes mit den vorgegebenen Verhaltensmöglichkeiten gefördert und akzeptiert und anerkannt, dass es damit auf seine eigene Art umgeht, entwickelt sich die Person des Kindes zu einer differenzierten gefestigten Persönlichkeit.

War dieser Vorgang in der Kindheit nicht möglich, muss er im Erwachsenenalter nachgeholt werden. Allerdings ist dieser Weg mit Steinen der Angst gepflastert, aber er lohnt sich.

Sucht nach Harmonie

Nach den vorangegangenen Überlegungen erscheint das Bedürfnis dieser Menschen nach Harmonie in einem ganz neuen Licht. In der Angst vor dem Eigenen, um den Preis der Selbstaufgabe, wird das Fremde gelebt und eine völlige Übereinstimmung angestrebt. Dann ist weder die eigene Not zu spüren, noch entsteht die Forderung nach einer eigenständigen Entscheidung.

INFO

Extrem harmoniesüchtige Menschen haben tiefverwurzelte Ängste vor dem eigenen Leben. Sie wollen durch einen anderen leben.

Alles, was die Harmonie stören könnte, wird radikal ausgemerzt, solange dies möglich ist. Auf Dauer lässt sich das Leben aber nicht unterdrücken. Es geht so lange gut, wie es gelingt, Spannungen, Krisen, Widersprüche, Gegensätze, verschiedene Meinungen und vieles mehr zu harmonisieren. Wer die größere Angst vor der Dissonanz hat, opfert sich auf dem Altar der Harmonie.

Die Nerven stellen die Verbindungen zwischen den verschiedenen Organen und Körperteilen her. Sie befähigen den Menschen aber auch, mit seiner Umgebung in Beziehung zu treten. Sie dienen dem Erfühlen der zwischenmenschlichen Atmosphäre und der Schwingungen, von denen man umgeben ist.

- Befreiung: Die Ermutigung, zum Eigenen zu stehen, die eigenen Wünsche, Bedürfnisse und Möglichkeiten zu spüren, ist ein wesentlicher Teil einer guten Erziehung. Die Wahrnehmung der Umgebung und der damit verbundenen eigenen Befindlichkeit ein weiterer. Entfaltet sich der Mensch in dieser Richtung, wird es ihm möglich werden, das von außen Geforderte wahrzunehmen. Ohne Scheu stellt er das durch die eigenen Grenzen mögliche Erfüllbare fest. Das will er dann umsetzen. Dann wird das Leben die Kunst des Möglichen, ohne dass der Einzelne sich verleugnen oder gar den anderen missachten müsste.

In der beschriebenen Lebenshaltung liegt eine große Weisheit, welche beide Seiten würdigt, die äußere und die innere. Sie spielt sie weder gegeneinander aus, noch bevorzugt sie eine, weil beide zum Leben gehören und das eine jeweils ohne das andere nur eine Kümmerform darstellt. Im gegenseitigen Zusammenspiel der beiden Bereiche ohne innere Not erfährt der Mensch ein Leben in Fülle.

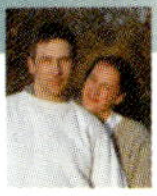

Zusammenfassung

Zunehmende Fähigkeit zur Distanzierung von Zwängen

- Sich befreien vom Gefühl, für alles zuständig zu sein, hin zu der Erkenntnis, nur dafür verantwortlich zu sein, was in den eigenen Möglichkeiten liegt.
- Sich nicht überfordern, aber auch nicht hinter den eigenen Möglichkeiten zurückbleiben.
- Leben ist die Kunst des Möglichen.
- In Verbindung mit der Welt und den Menschen lassen sich viele wertvolle Haltungen ausbilden.

Befreiende Affirmation

Die befreiende Einstellung zu diesem Mineralstoff heißt: „Du kannst nur dein eigenes Leben leben. Darin liegt die ganze Verantwortung."

Was könnte noch helfen?

Judo oder andere Kampfsportarten.

Hilfreiche Fragen

- Wie geht es mir mit Konflikten?
- Zerreißt es mich innerlich?
- Vertraue ich auf mich oder auf gute Beziehungen?
- Bin ich bei meinen Beziehungen anspruchsvoll?
- Pflege ich Freundschaften?
- Bin ich wirklich für alles zuständig?
- Gibt es mich noch?
- Kann ich zu einer Spannung stehen?
- Gehe ich jedem Streit aus dem Weg?
- Bin ich nur nett?

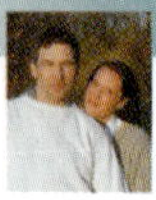

Calcium sulfuricum Nr. 12

Das Generalthema bei diesem Mineralstoff ist die Kommunikation.

Was bewirkt der Mineralstoff im Körper?

- Er ist der Betriebsstoff für die Durchlässigkeit des Gewebes.
- Außerdem ist er zuständig für die Bindegewebsröhren.
- Er bringt alles in Fluss.
- Er hilft dem Körper das auszuscheiden, was er nicht aufnehmen kann.

Wie macht sich ein Mangel bemerkbar?

Stockschnupfen, eitrige Mandel- und Halsentzündung, chronische Bronchitis, eitrige Mittelohrentzündung, Zahnfleischentzündung, Abszess, Eiterfistel, Rheuma, Gicht, chronische Eiterungen, aufgetriebene Entzündungen, Schock.

Probleme, die zu Mängeln führen

Alles oder nichts

Durch eine Idealisierung nehmen viele Menschen eine extreme Haltung ein. Ihre Einstellung lautet: entweder – oder, alles oder nichts oder „Ich bin nicht für halbe Sachen!" Diese Einstellung wirkt sich auch auf die Beziehung zu anderen Menschen aus. Entweder sind sie ganz offen oder ganz verschlossen. Beides gehört in den Bereich der naiven Haltungen. In totaler Verschlossenheit vereinsamt der Mensch, bei totaler Offenheit kann jeder in seinem Haus der Seele herumtanzen.

- Befreiung: Beide Haltungen, die Verkapselung und die totale Offenheit, stehen in gegenseitiger Abhängigkeit, was den Charakter dieses Mineralstoffes als Funktionsmittel der Bindegewebsröhren deutlich zu Tage treten lässt. Gemeint ist damit die Verbindung des inneren Lebens mit dem äußeren und der damit verbundene Fluss des Austausches der beiden Bereiche.

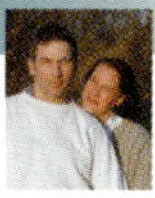

Durch eine Lockerung der Blockade ist der Mensch dann unterwegs von der Angst um sich selbst zur Zuwendung zum anderen. Ein teilweises, begrenztes, unter Umständen auch reserviertes Eingehen auf den anderen ist nicht mehr unmittelbar an die Angst gekoppelt, ihn zu verlieren. Langsam entwickelt sich der Mut, jemanden auf sich zukommen zu lassen, aber auch sich von jemandem zu distanzieren. Dabei wird dann auch die Auswahl der Menschen immer konsequenter getroffen, mit denen man Umgang pflegen kann und auch will.

Der lebendige Fluss zwischen innen und außen betrifft auch die Erfahrungen, die einmal gemacht wurden. Durch neue Erfahrungen werden die einmal formulierten Antworten in Frage gestellt. Bewährte Antworten, welche sich in abgewandelter Form immer wieder bestätigen, können beibehalten werden. Antworten, welche sich als Eintagsfliegen entpuppen und nicht mehr anwendbar sind, sollten über Bord geworfen werden.

HINWEIS

Es ist notwendig, den eigenen Erfahrungshintergrund immer wieder auf neue Möglichkeiten zu überprüfen.

Als der Mineralstoff, der Brücken baut, der zwischen innen und außen vermittelt, hat Calcium sulfuricum eine große Bedeutung. Er zeigt die Notwendigkeit auf, dass Menschen nicht nur bei sich sein dürfen, weil sie dadurch die Welt aus den Augen verlieren, aber auch nicht nur in der Welt sein sollten, weil sie dadurch sich selbst aus den Augen verlieren. Der Mensch sollte bei sich sein und die Welt nicht aus den Augen verlieren oder in der Welt und dabei sich selbst nicht aus den Augen verlieren. Damit kann er, indem er sich mit in die Welt nimmt, auch zur Welt kommen. Er kann auch die Welt bei sich zu Gast haben, weil er sie in sich einlässt.

Auf dem anderen draufkleben

Während mancher sich nach dem vergeblichen Versuch, mit der Welt in Verbindung zu treten, verkapselt und einigelt, so gibt es andere, die aus dem Schock heraus ihr eigenes Leben aufgeben. Sie verknüpfen ihr Leben mit dem eines anderen und vergehen vor Sorge „um diesen geliebten Menschen“. Tatsächlich wollen sie ihr eigenes Leben nicht mehr in die Hand nehmen. Dann leben 40-jährige Söhne noch immer bei ihrer Mutter oder eine 50-jährige Tochter „kann“ einfach ihren Vater nicht „im Stich lassen“. Derselbe Vorgang findet sich auch in

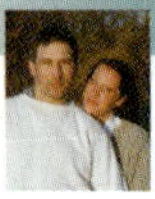

Zweierbeziehungen und die bezeichnende Frage heißt: „Was meinst denn du?“ Dies heißt nicht, den anderen nie nach seiner Meinung zu fragen, auffällig ist es nur, wenn diese Frage immer kommt.

Zusammenfassung

Zunehmende Fähigkeit zur Distanzierung von Zwängen

- Sich hinbewegen von der Angst um sich selbst zur Zuwendung zum anderen.
- Nur die Menschen auswählen, mit denen man zusammensein kann und auch will.
- Jemanden auf sich zukommen lassen können.
- Sich beschenken lassen können, auch von den eigenen Erfahrungen, aber an keiner festhalten, damit wieder neue möglich sind.

Befreiende Affirmation

Die befreiende Einstellung zu diesem Mineralstoff heißt: „Die Verkapselung hat ihre Ursache in der Angst um sich selbst, die totale Offenheit in der Angst um den anderen.

- Nimmt die Angst um das eigene Leben ab, kann sich die Zuwendung auf den anderen hin immer öfter ereignen. Damit wird es möglich, sich auf den anderen einzulassen.
- Nimmt die Angst um den anderen ab, nimmt der Mut, zum eigenen Leben zu stehen, zu. Das Vertrauen ins eigene Leben wird stärker; der Mut, sich auf dieses einzulassen, wächst.“

Was könnte noch helfen

Kommunikationsübungen, Lektüre (Friedemann Schulz von Thun: Miteinander reden).

Hilfreiche Fragen

- Kann ich einen Bruch verarbeiten?
- Bin ich für alles oder nichts?
- Bin ich für andere noch erreichbar?
- Führe ich ein eigenständiges Leben?
- Lebe ich aus mir heraus?
- Habe ich nur mehr Angst um mich?
- Bin ich voller Angst um die anderen?
- Bin ich nur bei den anderen?
- Kann ich mich beschenken lassen?

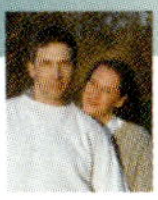

Kalium bromatum Nr. 14

Das Generalthema bei diesem Mineralstoff ist der Durchblick.

● Was bewirkt der Mineralstoff im Körper?

Brom ist im menschlichen Körper nur in sehr geringen Mengen vorhanden. Hauptsächlich wurde Brom in den endokrinen Drüsen gefunden. Der Mineralstoff wird eingesetzt bei Schilddrüsenerkrankungen sowie bei Schleimhautreizungen, Regelstörungen und nervösen Sehstörungen. Weiter ist Kalium bromatum angezeigt bei Kopfschmerzen auch als Folge geistiger Überanstrengung, bei Migräne und u. a. als Beruhigungsmittel, auch bei Schlaflosigkeit.

● Wie macht sich ein Mangel bemerkbar?

Mängel verursachen hauptsächlich Belastungen und Störungen im Bereich der Nerven, des Gehirns und der Drüsen. Innere Unruhe ist eine häufige Folge. Beim Einnehmen des Mineralstoffes ist der Genuss von Kochsalz weitestgehend einzuschränken, da es die Wirkung von Kalium bromatum stark vermindert.

● Probleme, die zu Mängeln führen

Rast- und Ruhelosigkeit

Je mehr jemand seinen inneren Tyrannen ausgeliefert ist, umso mehr erlebt er auch den damit verbundenen Druck. Von allen Seiten her wird er dann innerlich mit Aufgaben bombardiert, die er zu erfüllen hat. Er ist sozusagen immer und ununterbrochen ausgelastet. Mit der Zeit stellt sich das Gefühl ein, die verfügbare Zeit sei immer zu knapp. Aus diesem Gefühl heraus werden alle anstehenden Aufgaben mit großer Eile vollbracht. Hinter dieser Eile steht die Angst, dass der nächste Augenblick schon wieder neue Arbeit, neue Aufgaben bringen wird. Alles wird mit Druck und dem Ausdruck von Gehetztsein erledigt. Da es aber immer wieder neue Aufgaben und neue Arbeiten im Leben gibt, herrscht nie Ruhe. Die Betroffenen leiden unter Rast- und Ruhelosigkeit.

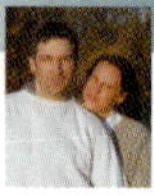

Menschen, die unter einem Mangel an Kalium bromatum leiden, sind entweder ruhelos und nervös oder im Extremfall völlig gleichgültig. Die nervösen Zustände stehen immer mit Aufregung in Zusammenhang.

Zusammenfassung

Zunehmende Fähigkeit zur Distanzierung

- Sich herausarbeiten vom Maulwurfsblick zu einem Überblick über die Arbeit, die zu erledigen ist.
- Vom unbedingten Zwang, alles erledigen zu müssen, hin zu einer Haltung, bei der auch einmal etwas liegen bleiben darf.
- Von einem an die Arbeit Ausgelieferten zu einem, der die Arbeit einteilt.

Befreiende Affirmationen

Die befreiende Einstellung zu diesem Mineralstoff heißt: „Kümmere dich nicht um morgen, kümmere dich um heute. Jeder Tag sorgt für sich selbst."

Was könnte noch helfen

Hilfen zur Selbstorganisation, Strategien zur Arbeitsplanung.

Hilfreiche Fragen

- Stürze ich mich blindlings in die Arbeit?
- Verliere ich leicht den Überblick?
- Kann ich meine Arbeit richtig planen?
- Bin ich selbst mein bester Manager?
- Kann ich auch abschalten?

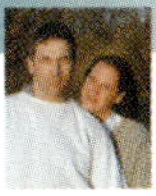

Kalium jodatum Nr. 15

Das Generalthema bei diesem Mineralstoff ist die Entlastung.

• Was bewirkt der Mineralstoff im Körper?

Er ist „der" Betriebsstoff für die Schilddrüse, „das" Schilddrüsenmittel.

• Wie macht sich ein Mangel bemerkbar?

Chronisches, auch krampfhaftes Räuspern, Druck am Hals, der sich bis zu Würgegefühlen steigern kann, Kropf, Herzrasen, Hektik, Niedergedrücktheit, innere Unruhe, häufiges Jammern und Klagen, Schweißausbrüche, Schwindelgefühle, besondere Erregbarkeit, Weinerlichkeit.

• Probleme, die zu Mängeln führen

Es ist nie genug

Manche Menschen fühlen sich von allem unter Druck gesetzt. Sie wollen allen Anforderungen gerecht werden und haben zu hohe moralische Ansprüche. Wenn die Überforderung vom Gefühl gesteuert ist, dann wirkt sich diese über eine Fehlsteuerung des zuständigen Nervs auf die Schilddrüse aus. Er tritt zwischen der Hals- und Brustwirbelsäule aus der Wirbelsäule aus. Durch die hohe Spannung drückt die zusammengequetschte Bandscheibe auf den Nerv und irritiert ihn. Der Druck im Nacken kann über die Schilddrüse bis zum Herz gehen, was sich in Beklemmungen äußern kann.

Der Hintergrund für die Angst, die im Nacken sitzt, liegt in Bildern, welche das eigene Leben bedroht sehen, wenn die Anforderungen nicht erfüllt werden. Die Bilder werden von Strukturen hervorgerufen, die im Laufe des Lebens in die charakterliche Ebene eingepflanzt wurden. Es können dies Vorstellungen tatsächlicher Bedrohung sein, welche durch Gewalttätigkeiten grundgelegt wurden, oder Bedrohungen aus dem moralischen und religiösen Bereich, die meistens mit Vorstellungen von Strafen arbeiten.

INFO

Bei einer Überforderung scheint der Mensch wie getrieben von zwei Motoren. Auf der einen Seite treibt das Gefühl den Menschen in die Überbelastung, auf der anderen Seite sind es die Vorstellungen von richtigen, perfekten und idealen Zuständen.

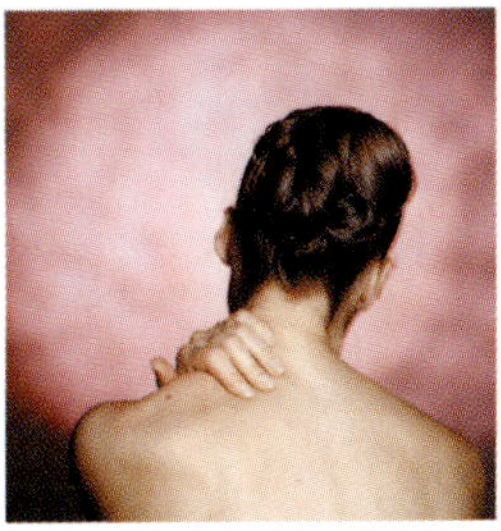

Die Angst sitzt im Nacken...

- Befreiung: Wenn die Zwanghaftigkeit der Gefühle etwas gelockert werden kann, lässt sich feststellen, dass ohne Druck alles viel leichter geht. Wenn man sich von anderen gedrückt fühlt, spielt man selbst mit, ohne es zu wissen oder gar zu wollen. Von großer Bedeutung ist das Abkoppeln der eigenen Gefühlslage von den Äußerungen anderer, ob sie nun in Worten, Blicken oder Taten bestehen.

Zusammenfassung

Zunehmende Fähigkeit zur Distanzierung von Zwängen

- Ohne Druck geht alles viel leichter.
- Den Blick auf das richten, worum es geht.
- Wer sich von anderen niedergedrückt fühlt, spielt selbst mit.
- Von einer idealistischen Lebensbetrachtung zu einer dem Leben angemessenen Einstellung kommen.

Befreiende Affirmation

Die befreiende Einstellung zu diesem Mineralstoff heißt: „Ich muss nicht mehr Erwartungen erfüllen, als ich erfüllen kann!“

Was könnte noch helfen?

Meditation, Entspannungsübungen, autogenes Training.

Hilfreiche Fragen

- Lasse ich mich leicht unter Druck setzen?
- Weiß ich wirklich, was die anderen wollen?
- Darf ich auch einmal jemanden enttäuschen?
- Weiß ich selbst, was richtig ist?
- Habe ich Angst zu versagen?
- Sage ich, was ich zu sagen habe?

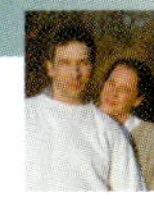

Calcium carbonicum Nr. 22

Das Generalthema bei diesem Mineralstoff ist die Erholung.

• Was bewirkt der Mineralstoff im Körper?

Er ist mitverantwortlich für den gesamten Aufbau des Körpers. Calcium carbonicum wirkt sehr langsam, aber anhaltend.

• Wie macht sich ein Mangel bemerkbar?

Frühzeitiges Altern, chronischer Schleimhautkatarrh der Augen, Ohren und Luftwege, Lymphdrüsenschwellungen.

• Probleme, die zu Mängeln führen

Überforderung

Wer stur und konsequent nach dem Motto „Wo ein Wille ist, da ist auch ein Weg!“ lebt, wird sich überfordern. Er wird rücksichtslos zu sich und anderen sein aufgrund der Ziele. Es besteht die Gefahr, dass der Wille in sture Entschlossenheit, wenn nicht gar Verbissenheit umschlägt.

Die Überforderung der körperlichen Grundlagen ist ein wesentliches Kennzeichen für einen Mangel an Calcium carbonicum. Er wird verursacht durch die Ausbeutung des Körpers durch den Willen und klare, vom Verstand gesteuerte Zielsetzungen. Dem Körper werden zu wenig Ruhephasen zur Regeneration gewährt, so dass sich die Erschöpfung bis in die innersten Schichten ausdehnt.

- Befreiung: Es ist notwendig, sich von einer rücksichtslosen Ausbeutung der eigenen Lebensgrundlagen weg zu einem behutsamen Umgang mit diesen zu bewegen. Die innere Arbeit an den bestimmenden Strukturen kann sehr lange dauern. Die Programmierung hat eine starke Beharrungstendenz, die erst einmal durchbrochen werden muss. Ist dies einmal geschehen, kann es immer wieder und immer leichter gelingen .

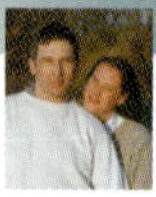

Zusammenfassung

Zunehmende Fähigkeit zur Distanzierung von Zwängen

- Sich hinbewegen von einer rücksichtslosen Ausbeutung der eigenen Lebensgrundlagen zu einem behutsamen Umgang damit.
- Die Abhängigkeit von der Wirkung auf andere wandeln zu einer vertrauensvollen Haltung in den eigenen Wert.
- Massive, eingefahrene Wege des Lebens verlassen in Richtung zu feinen, verzweigten Verästelungen.
- Keine vorgezeichneten und vorformulierten Vorstellungen vom Leben verwirklichen, sondern immer wieder neu und angemessen entscheiden.
- Der Weg entsteht beim Gehen!

Befreiende Affirmation

Die befreiende Einstellung zu diesem Mineralstoff heißt: „Wie es in der Natur Tages- und Jahreszeiten gibt, so darf es in meinem Leben Ruhe- und Entspannungszeiten geben."

Was könnte noch helfen?

Gezielte Erholungsphasen im alltäglichen Leben einbauen, Ferien, Urlaub machen, Entspannungsübungen, Hobbys pflegen.

Hilfreiche Fragen

- Was geschieht, wenn mein Wille am Ende ist?
- Muss ich immer wollen?
- Bin ich erschöpft?
- Was passiert, wenn ich nicht mehr kann?
- Will ich wirklich mit dem Kopf durch die Wand?
- Wie ist es, wenn ich keinen Weg mehr sehe?
- Habe ich Vertrauen in mich?

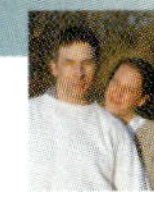

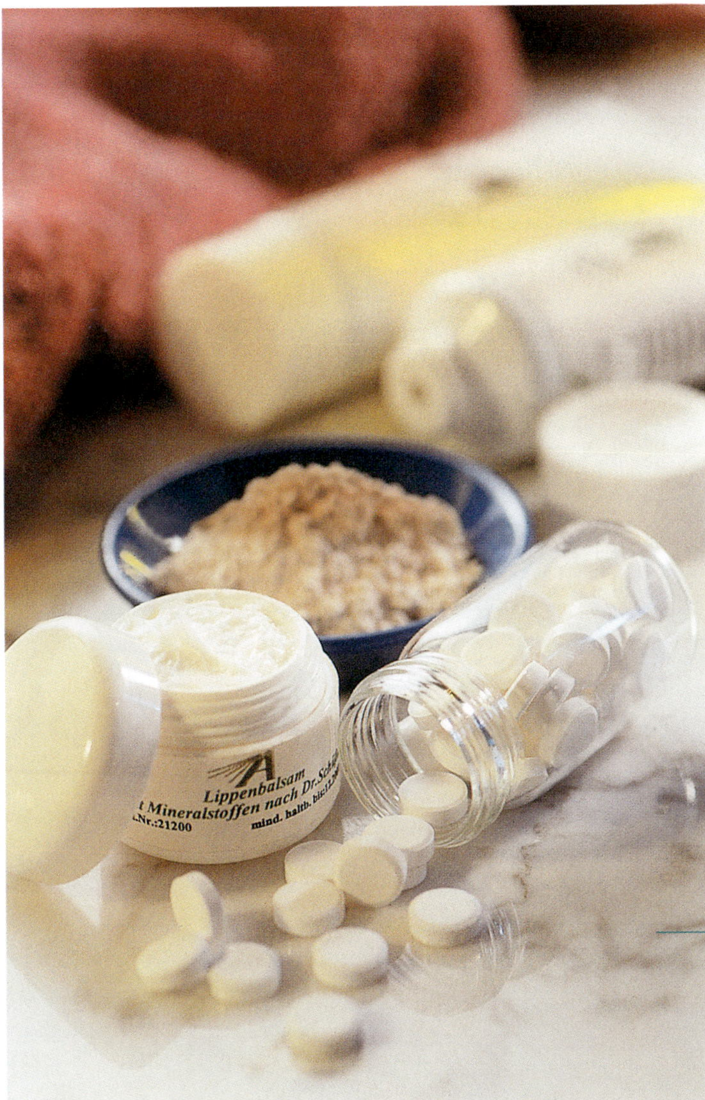

Schüßler-Mineralstoffe gibt es in verschiedenen Darreichungsformen, z. B. als Tabletten, Pulver oder Salbe.

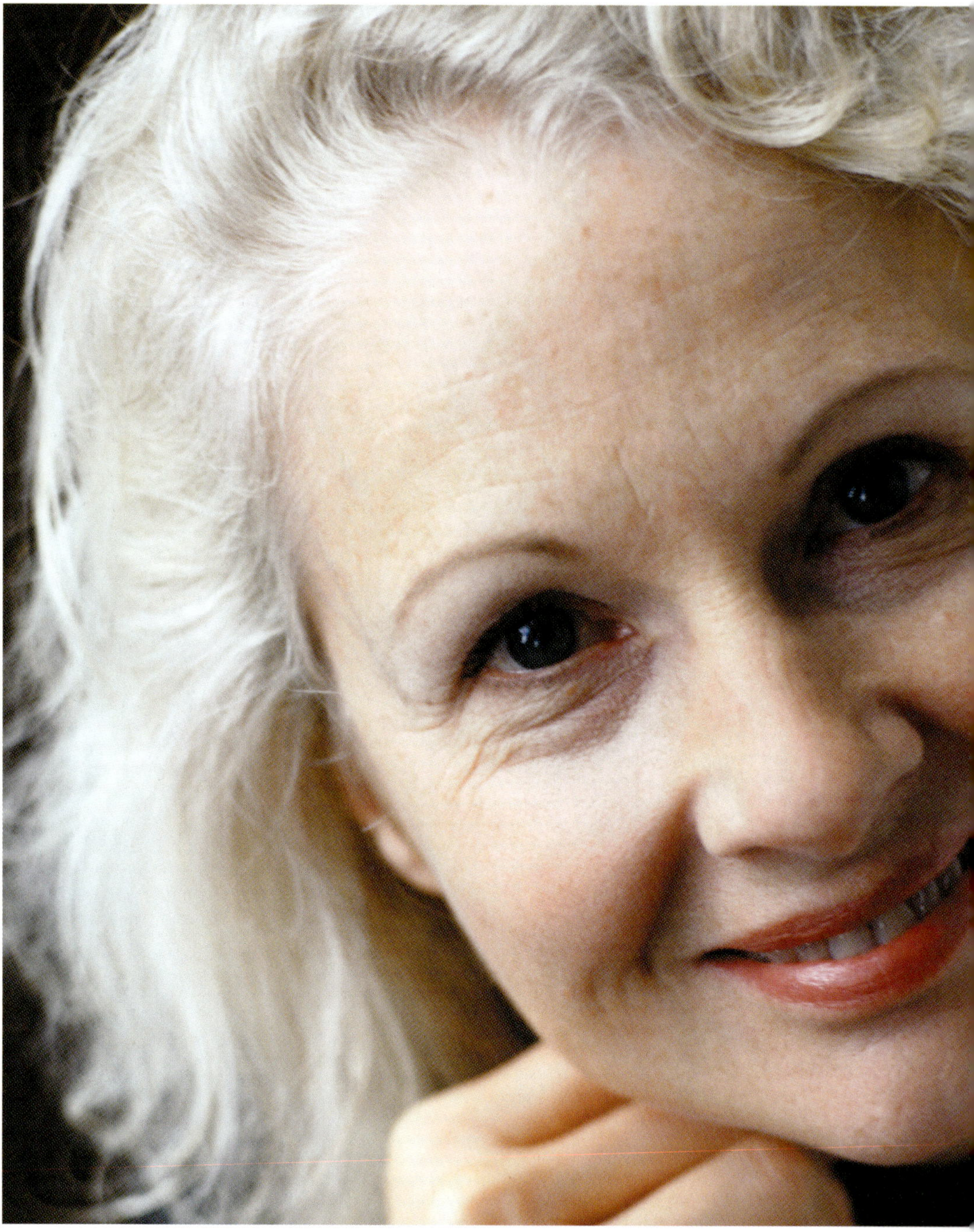

Der Mensch hinter den Charakterlandschaften

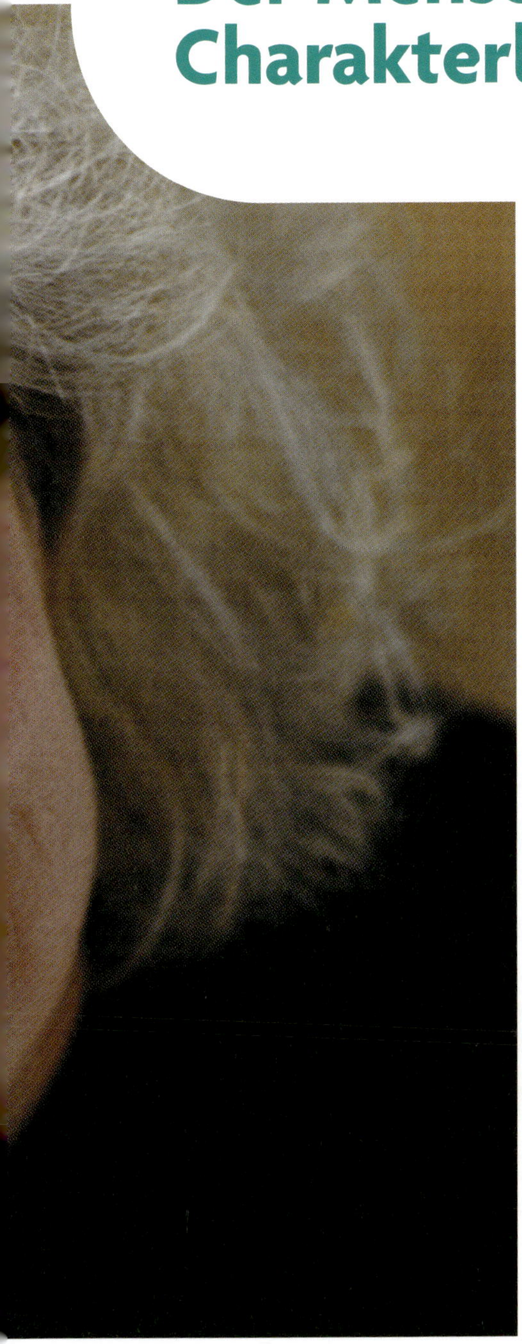

Viel zu oft wird eine starke Persönlichkeit mit einem ausgeprägten Charakter gleichgesetzt. Das hat dazu geführt, dass der Charakter kein gutes Ansehen mehr hat. Dabei zeigt sich häufig, dass ein starker Charakter oft auch ein rücksichtsloser ist. Doch die Gleichsetzung von starkem und rücksichtslosem Charakter ist ein Missverständnis, dem in diesem Kapitel nachgegangen werden soll.

Person und Charakter

Viktor E. Frankl, der Begründer der Existenzanalyse, sagte: „Der Mensch ist Person, hat Charakter und wird Persönlichkeit." Er ging davon aus, dass der Charakter etwas Gewordenes ist, etwas, das sich im Laufe des Lebens entwickelt und formt. Manche Menschen gehen heute noch davon aus, dass der Charakter etwas Ererbtes und Unumstößliches sei. Wäre der Charakter schon bei der Geburt festgelegt, wäre der Mensch eingesperrt in seine Strukturen und in die Handlungsmodelle, die er im Laufe seines Lebens kennen lernt. Wo aber bleibt dann die Verantwortung des Menschen seinem Leben gegenüber?

Auseinandersetzung mit dem Leben

Im Laufe des Lebens beginnt sich der Mensch aus dem Kokon, in den er in seiner Kindheit hineingesteckt wurde, zu befreien. Dies ist kein einfacher Prozess, sondern meistens mit Krisen und Umwälzungen verbunden. Vorbereitet wird dieser bedeutende Schritt durch immer intensivere Elemente der Befreiung. Mit zunehmendem Alter wird dem Menschen bewusst, dass sein Leben vom Funktionieren beherrscht wird. Das führt zu einer großen Unzufriedenheit und dem Gefühl, das Leben gehe an einem vorbei. Die Auflehnung gegen die Umstände, die sich scheinbar nicht verändern lassen, wird immer stärker. Da die Einengung nicht nur von außen kommt, sondern auch innerlich durch zwingende Strukturen vorhanden ist, ist es gar nicht so leicht, das eine vom anderen zu unterscheiden.

Gut zu wissen

Projektion nach außen

Wenn innere Probleme nach außen projiziert werden, werden äußere Einengungen gesehen, die gar nicht vorhanden sind. Da werden Bindungen aufgegeben, Arbeitsverhältnisse gelöst oder Wohnsitze verändert, alles äußerliche Dinge, die nicht die gewünschte Befreiung bringen. Die Ursache, das Gefängnis, ist innen zu suchen.

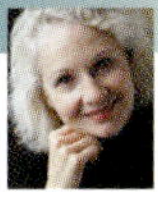

Gelingt der Sprung von außen nach innen, beginnt eine spannende Auseinandersetzung. Die Festlegungen, die bei den einzelnen Charakterlandschaften besprochen wurden, beginnen sich zu lockern. Die Zwänge lassen nach. Das hat Konfrontationen mit den Mitmenschen zur Folge, die sich an ein bestimmtes Verhalten gewöhnt haben und dies nicht geändert sehen wollen. Es war ja so praktisch, dass jemand immer für die anderen da war, jemand, der nie etwas für sich selbst in Anspruch und immer Rücksicht nahm.

Jeder ist in Schubladen eingeordnet und die meisten wollen, dass sich nichts verändert, man also immer „der alte" bleibt. Für jemanden, der sich verändert, heißt das, er muss alle Kraft zusammennehmen, um nach den inneren Widerständen auch die zusätzlichen äußeren zu überwinden.

HINWEIS

Für die Mitmenschen ist es am bequemsten, wenn sich nichts ändert. Jeder, der sein Leben in andere Bahnen lenken will, sollte nicht allzu viel Unterstützung von seiner Umwelt erwarten.

Persönlichkeit erwächst aus der Auseinandersetzung

Indem die Person, die innerste Ebene des Menschen, sich mit dem Leben auseinander setzt, findet sie immer mehr zu sich selbst. Der Mensch wird zur Persönlichkeit.

Die Person schafft sich durch die Auseinandersetzung mit den eigenen Blockaden einen Freiraum, der zunehmend freies Handeln ermöglicht. Diese Arbeit am Charakter ist harte Arbeit. Wenn jemand eine schwere Krankheit zu bewältigen hat, einen Schicksalsschlag erleidet oder sonst eine einschneidende Erfahrung im Leben durchmacht, verändern sich meist auch seine Verhaltensweisen. Das sind dann die Veränderungen im Charakter, die ihn geduldiger, nachsichtiger und warmherziger werden lassen. Das sind Änderungen, die unter dem leidvollen Druck der Umstände ausgebildet wurden.

INFO

Je mehr der Mensch sich aus den eigenen Zwängen befreit und je mehr er fähig wird, Verantwortung zu übernehmen, umso mehr kann von einer Persönlichkeit gesprochen werden.

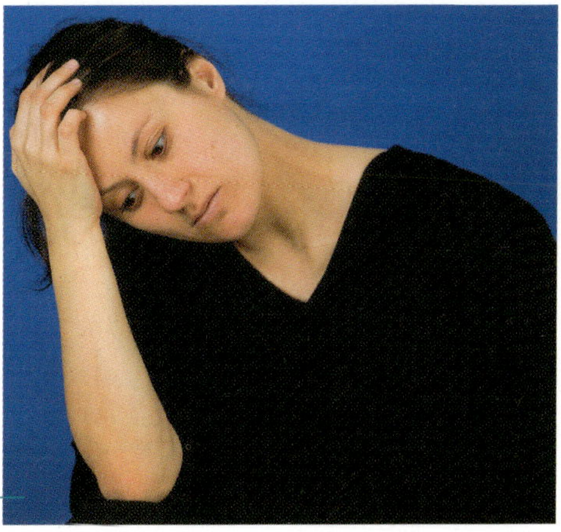

Schicksalsschläge können den Charakter verändern.

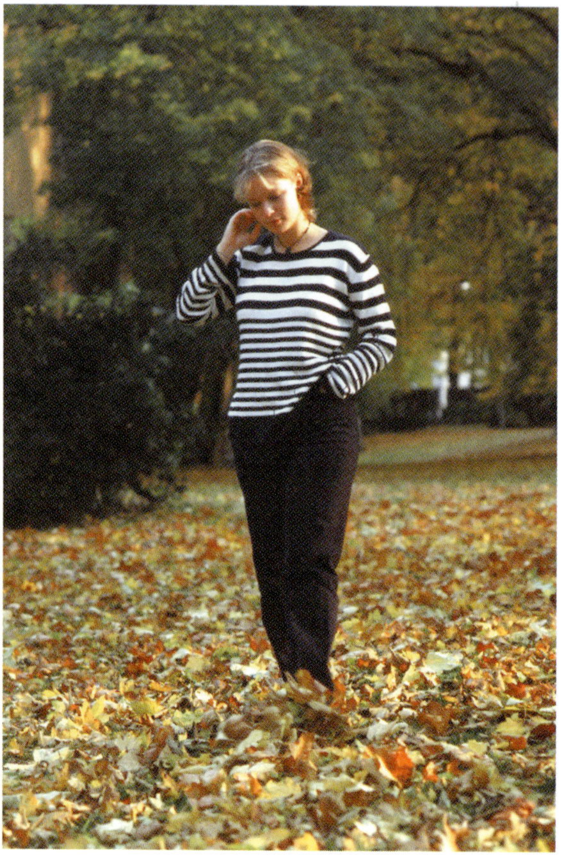

Die Lösung von Blockaden, die durch traumatisierende Erlebnisse entstanden sind, ist nur Schritt für Schritt möglich.

Es gibt aber auch die Möglichkeit, durch intensive Auseinandersetzung mit den eigenen Strukturen und Blockaden sein Selbst aus den Zwängen freizuschaufeln. Die Person trotzt den Zwängen einen Freiraum ab. Frankl bezeichnet diese Kraft als die „Trotzmacht des Geistes".

Beispiele sind Menschen, die sich das Rauchen abgewöhnen, gegen ihre Überängstlichkeit angehen, ihre Pedanterie lockern, ihr extremes Sicherheitsbedürfnis abbauen oder gar ihre Unterordnungsbereitschaft reduzieren wollen. Langsam, Schritt für Schritt sind solche Prozesse möglich und je mehr sie gelingen, umso stärker wird die innere Kraft, aus der heraus dann Persönlichkeit möglich wird.

In der Kindheit gibt es Ereignisse, die sich tief in das Verhalten eingraben. Änderungen dieses Verhaltens sind besonders schwierig. Gelingt es durch intensive innere Auseinandersetzungen, solchen festgefahrenen Verhaltensweisen zu entkommen, ist die Gefahr auch später noch sehr groß, immer wieder in das alte Verhalten zurückzurutschen. Es wird aber immer leichter gelingen, die eingefahrenen Spuren wieder zu verlassen, da schon einmal die Freiheit geschnuppert wurde und der Betroffene schon Wege dahin gefunden hat.

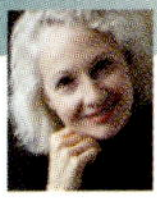

Ansehen bei sich selbst

So, wie der Mensch lange von anderen angesehen wurde – von Eltern, Tanten, Onkeln, Brüdern oder Schwestern –, so beginnt er sich auch selbst zu sehen. Meistens bringt er später auch seine Mitmenschen dazu, ihn so zu sehen, wie z. B. kontrollierend, abwertend, spöttisch oder misstrauisch. Meistens sind es belastende Sichtweisen, selten entlastende wie wohlwollend, verständnisvoll oder einfühlsam. Wenn er seine Umgebung dazu gebracht hat, ihn so zu sehen wie prägende Bezugspersonen, werden seine Strukturen bestätigt und er braucht nicht an sich selbst arbeiten. Meistens fehlt ihm auch der Mut und der Durchblick dazu.

In meinen Seminaren arbeite ich mit der Methode der freien Assoziation. Dabei wird zu bestimmten Begriffen und Fragen alles notiert, was den Teilnehmern spontan einfällt, ohne jegliche Zensur. Betrachtet wird dann auch die innere Haltung, in der diese Beobachtungen vor sich gehen. Überlegen Sie einmal, welche Personen Sie im Laufe Ihres Lebens wie angesehen haben und was das für einen Einfluss auf Ihr Leben hatte. Es ist phantastisch, welche Erlebnisse da angesprochen werden. Oft tauchen Erlebnisse auf, von denen man nicht wusste, dass sie so eine tiefgehende Wirkung hatten.

Eines der entscheidendsten Erlebnisse in diesem ganzen Zusammenhang ist die Erkenntnis, dass es fast kein Ansehen ohne Bedingungen gibt. Viele glaubten dies sehr wohl vom Verstand her, aber durch das intensive Beschäftigen mit dieser Materie kamen auch Gefühlsinhalte zum Tragen. Erst wenn diese auch mitschwingen, besteht die Möglichkeit, dass sich im Menschen wirklich etwas verändert. Im gedanklichen Erfassen der Welt sind wir Weltmeister, nicht aber im Erfühlen und Erspüren der eigenen Situation und den entsprechenden Konsequenzen.

Die inneren Instanzen

Im Laufe des Lebens, vor allem aber während der Kleinkindzeit, etablieren sich unter dem Einfluss sehr starker Außeneinflüsse Instanzen, die das spätere Leben einschneidend beeinflussen. Solche Instanzen können z.B. Diktator, Sklaventreiber, Polizist, General, Parteichef, Kritiker, Zensor, Zweifler, Aufpasser, Beschützer, Animateur, Beobachter, Betreuer oder Begleiter sein. Diese nach innen genommenen Instanzen beschreiben auch das Verhältnis des Menschen zu sich selbst. Auch eine entsprechende Gefühlswelt ist die Folge. Im Grunde genommen sind es alle entwürdigende und entmündigende Strukturen, in denen der Mensch hier gefangen ist. Als einzige Instanz, die keinen Druck ausübt, wurde der Begleiter genannt. Es erhebt sich die Frage, ob hier das Wort Instanz überhaupt angebracht ist.

HINWEIS

Es ist der falsche Weg, wenn durch intensive Übungen versucht wird, dass der Mensch sich von dem löst, der einen bestimmenden Einfluss hat oder hatte. Tatsächlich geht es um die Entmachtung der nach innen genommenen Bilder.

Die Bearbeitung dieser Instanzen löst den Blick von dem Menschen, durch den diese tiefen, lebensbestimmenden Strukturen installiert wurden. Er hat bei dem Kind keine anderen Verhaltensweisen zugelassen. Durch die Bearbeitung der Instanzen ist es leichter zu erreichen, dass es zu keiner Übertragung kommt, dass der unter diesem Druck an den Instanzen Leidende besser bei sich bleiben kann.

Oft sucht sich derjenige, der unter einer solchen Bedrückung leidet, wieder jemanden, der ihm diese Struktur spielt, damit er nicht an ihr zu arbeiten braucht. Die Entmachtung der Instanzen bedeutet eine intensive innere Arbeit, die großen Mut verlangt, die aber dann die innere Freiheit zum Lohn hat.

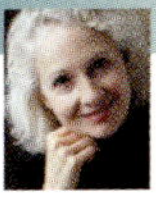

Fallen im Alltag

Der Alltag ist durch Routine gekennzeichnet, die auch eine gewisse Unachtsamkeit zur Folge hat. Sie verstärkt dann unter Umständen die Engstellen und Blockaden. Beim einmal Eingeübten und Gewohnten zu bleiben ist so praktisch und alles geht viel flotter.

Beim Versuch, das eigene Verhalten zu ändern, ist Geduld wichtig. Es geht nicht um großartige, spektakuläre Veränderungen, sondern um die kleinen, oft nicht nach außen sichtbaren. Sie verändern das Leben stetig, Schritt für Schritt. Von der Umgebung werden die Veränderungen erst dann wahrgenommen, wenn die Schwelle der Beharrung in der Veränderungswahrnehmung überschritten wird.

Menschen, die verletzen

Immer wieder erleben Menschen, dass ihnen jemand nicht gut tut, abweisend, zurückweisend, beleidigend, entmündigend, bevormundend oder auf eine andere Weise negativ ist. Diese Menschen sollten gemieden oder der Kontakt zumindest eingeschränkt werden. Wenn aber jemand innerlich einer Struktur ausgeliefert ist, die heißen könnte: „Ich bin für alle offen“, wird das schwer. Es wird oft als Niederlage empfunden, mit bestimmten Menschen nicht zurechtzukommen, da das eigene Einfühlungsvermögen in Frage gestellt wird. Deshalb dürfen sich diese Menschen von niemandem abwenden und müssen mit jedem auskommen. Dabei verletzen sie sich bei diesem Festhalten an ihren Ansprüchen an sich selbst ununterbrochen.

Es gibt aber noch eine Falle, die schon bei Calcium fluoratum Nr. 1 besprochen wurde (s. S. 64). Wenn jemand bei seinen Mitmenschen immer einen guten Eindruck hinterlassen muss, dann muss er das auch bei den Menschen, die ihm nicht gut tun. Auch dabei verletzt er sich. Erst wenn er sich aus diesem Verhalten befreien kann, ist auch ein Abwenden von verletzenden Menschen möglich.

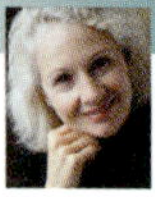

Abgrenzung

Als eines der zentralen Themen im Leben erscheint die Fähigkeit der Abgrenzung. Diese Abgrenzung richtet sich nicht nur nach außen, sondern auch nach innen, gegen die eigenen Ansprüche sich selbst gegenüber.

Wenn ein Mensch im freien Spiel wechselnder Kräfte sich dafür entscheiden kann, was ihm gut tut, dabei aber auch den Mitmenschen nicht aus den Augen verliert, ist er eine beachtenswerte Persönlichkeit geworden. Er wird dann ebenso die Bedürfnisse des anderen sehen und sich in einer immer größeren inneren Freiheit in Verantwortung für ein wertbezogenes Leben entscheiden. Aus einem solchen Leben erwächst ein sinnerfülltes, reiches Dasein.

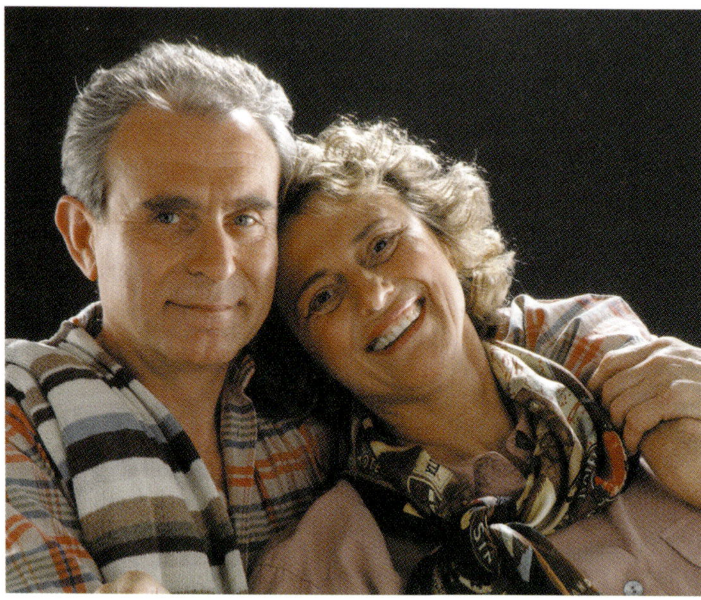

Anwendertabelle

Die folgende Aufzählung dient als Übersicht und Hilfe, über einseitige oder belastende Emotionen einen Schlüssel zum entsprechenden Mineralstoff und damit zu den entsprechenden charakterlichen Strukturen zu erhalten. Hinter den Gefühlen steckt immer ein intrapersonales Geschehen, das enträtselt werden sollte.

Gefühl	Mineralstoff
abgespannt	Kalium phosphoricum Nr. 5
angefressen	Natrium phosphoricum Nr. 9
angeschlagen (im Gemüt)	Kalium phosphoricum Nr. 5
angeschlagen (im Selbstwert)	Calcium fluoratum Nr. 1
angespannt (Sehnen)	Calcium fluoratum Nr. 1
angespannt (Nerven)	Magnesium phosphoricum Nr. 7
angespannt (Muskeln)	Calcium phosphoricum Nr. 2
Angst vor Bedrohungen (existenziell)	Calcium phosphoricum Nr. 2
Angst vor Beschämung	Magnesium phosphoricum Nr. 7
Angst vor Blamage	Magnesium phosphoricum Nr. 7
Angst vor der Enge (Umklammerung)	Calcium phosphoricum Nr. 2
Angst vor engen Räumen	Kalium sulfuricum Nr. 6
Angst vor Spott	Magnesium phosphoricum Nr. 7
Angst vor Verunsicherung (Selbstwert)	Calcium fluoratum Nr. 1
antriebslos	Kalium phosphoricum Nr. 5
apathisch	Kalium phosphoricum Nr. 5
ärgerlich, Ärger	Kalium sulfuricum Nr. 6
atemlos	Kalium sulfuricum Nr. 6
aufbrausend	Natrium sulfuricum Nr. 10
aufgeregt	Magnesium phosphoricum Nr. 7
aufgeregt (Unruhe im Bauch)	Kalium sulfuricum Nr. 6
aufgeregt (Lampenfieber)	Magnesium phosphoricum Nr. 7
aufmerksam (nach außen gerichtet, übertrieben)	Kalium sulfuricum Nr. 6

Gefühl	Mineralstoff
aufreibend	Ferrum phosphoricum Nr. 3
ausgebrannt (Burn-out)	Kalium phosphoricum Nr. 5
ausgepowert	Kalium phosphoricum Nr. 5
ausgleichend (aus Angst vor Konflikten)	Silicea Nr. 11
außer sich (Schock)	Calcium sulfuricum Nr. 12
autoaggressiv (Ärger)	Kalium sulfuricum Nr. 6
autoaggressiv (schmollen)	Natrium chloratum Nr. 8
autoaggressiv (Enttäuschung)	Natrium phosphoricum Nr. 9
autoaggressiv (Wut)	Natrium sulfuricum Nr. 10
beeindruckend (übertrieben)	Calcium fluoratum Nr. 1
cholerisch	Natrium sulfuricum Nr. 10
depressiv (versäuert)	Natrium phosphoricum Nr. 9
depressiv (Erschöpfung)	Kalium phosphoricum Nr. 5
eingeigelt	Calcium sulfuricum Nr. 12
entsetzt (Schock)	Calcium sulfuricum Nr. 12
enttäuscht	Natrium chloratum Nr. 8
erledigt (nervlich)	Magnesium phosphoricum Nr. 7
erledigt (energetisch)	Kalium phosphoricum Nr. 5
erschöpft	Kalium phosphoricum Nr. 5
exaltiert	Kalium chloratum Nr. 4
Existenzangst	Calcium phosphoricum Nr. 2
explosiv (reibt sich an allem)	Ferrum phosphoricum Nr. 3
festgefahren	Natrium chloratum Nr. 8
fiebernd vor Aufregung	Ferrum phosphoricum Nr. 3
fiebernd vor Angst	Calcium phosphoricum Nr. 2
frustriert	Natrium chloratum Nr. 8
gebeugt	Kalium jodatum Nr. 15
gedrückt	Natrium phosphoricum Nr. 9
Gefühl der Minderwertigkeit	Calcium fluoratum Nr. 1
Gefühl der Wertlosigkeit	Kalium phosphoricum Nr. 5
gefühlsbetont	Kalium chloratum Nr. 4

Gefühl	Mineralstoff
gehässig	Natrium sulfuricum Nr. 10
geladen	Ferrum phosphoricum Nr. 3
gelähmt	Kalium phosphoricum Nr. 5
gelähmt vor Angst (Schock)	Calcium sulfuricum Nr. 12
genervt	Silicea Nr. 11
gereizt	Silicea Nr. 11
geschockt	Calcium sulfuricum Nr. 12
geschwächt (durch Erschöpfung)	Kalium phosphoricum Nr. 5
geschwächt (durch existenzielle Ängste)	Calcium phosphoricum Nr. 2
geschockt	Calcium sulfuricum Nr. 12
getroffen, berührt (dünnhäutig)	Calcium fluoratum Nr. 1
grantig	Natrium phosphoricum Nr. 9
harmonisierend	Silicea Nr. 11
Hass	Natrium sulfuricum Nr. 10
heftig (in der Auseinandersetzung)	Ferrum phosphoricum Nr. 3
heiß gelaufen	Ferrum phosphoricum Nr. 3
hungrig (Heißhunger)	Natrium phosphoricum Nr. 9
hungrig (nach Kontakt)	Calcium phosphoricum Nr. 2
hungrig (diffus)	Kalium phosphoricum Nr. 5
imponierend (übertrieben)	Calcium fluoratum Nr. 1
intensiv (in der Auseinandersetzung)	Ferrum phosphoricum Nr. 3
klammernd (Existenzangst)	Calcium phosphoricum Nr. 2
Klaustrophobie	Kalium sulfuricum Nr. 6
konfliktscheu	Silicea Nr. 11
lauernd (wegen Bedrohungen)	Calcium phosphoricum Nr. 2
lauernd (wegen Erwartungen)	Kalium sulfuricum Nr. 6
lauernd (wegen Missachtung von Anordnungen)	Natrium sulfuricum Nr. 10
maßlos (Existenzangst)	Calcium phosphoricum Nr. 2
maßlos (drückend)	Natrium phosphoricum Nr. 9
matt	Natrium phosphoricum Nr. 9
menschenscheu	Kalium phosphoricum Nr. 5

Gefühl	Mineralstoff
missmutig	Magnesium phosphoricum Nr. 7
misstrauisch	Calcium phosphoricum Nr. 2
mutlos	Kalium phosphoricum Nr. 5
nervig	Silicea Nr. 11
niedergedrückt (Säure)	Natrium phosphoricum Nr. 9
niedergedrückt (erschöpft)	Kalium phosphoricum Nr. 5
panisch (allergisch)	Natrium chloratum Nr. 8
panisch (geschockt)	Calcium sulfuricum Nr. 12
panisch (traumatisiert)	Calcium phosphoricum Nr. 2
passiv	Ferrum phosphoricum Nr. 3
Platzangst (Agoraphobie)	Kalium phosphoricum Nr. 5
resignierend (schmollend)	Natrium chloratum Nr. 8
resignierend (sauer)	Natrium phosphoricum Nr. 9
resignierend (ohne Energie)	Kalium phosphoricum Nr. 5
ruhelos (gefühlsmäßig unter Druck)	Kalium jodatum Nr. 15
ruhelos (willentlich unter Druck)	Calcium carbonicum Nr. 22
„satt“ (vom Leben)	Natrium sulfuricum Nr. 10
sauer	Natrium phosphoricum Nr. 9
sentimental	Kalium chloratum Nr. 4
ständiges Verlangen nach Alkohol (als Hilfe)	Natrium chloratum Nr. 8
ständiges Verlangen nach Bewegung	Calcium phosphoricum Nr. 2
ständiges Verlangen nach Bitterem	Natrium sulfuricum Nr. 10
ständiges Verlangen nach Einsamkeit (Flucht vor der Welt)	Kalium phosphoricum Nr. 5
ständiges Verlangen nach Entspannung	Natrium chloratum Nr. 8
ständiges Verlangen nach Essig	Calcium phosphoricum Nr. 2
ständiges Verlangen nach Fisch (Eiweißbedarf)	Calcium phosphoricum Nr. 2
ständiges Verlangen nach Fleisch (Eiweißbedarf)	Calcium phosphoricum Nr. 2
ständiges Verlangen nach Fleisch (Eisenbedarf)	Ferrum phosphoricum Nr. 3
ständiges Verlangen nach frischer Luft	Kalium sulfuricum Nr. 6
ständiges Verlangen nach Geräuchertem	Calcium phosphoricum Nr. 2

Gefühl	Mineralstoff
ständiges Verlangen nach Kaffee	Ferrum phosphoricum Nr. 3 Magnesium phosphoricum Nr. 7 reduziert das Verlangen
ständiges Verlangen nach Kakao	Magnesium phosphoricum Nr. 7
ständiges Verlangen nach Mehlspeisen	Natrium phosphoricum Nr. 9
ständiges Verlangen nach Milch	Calcium phosphoricum Nr. 2
ständiges Verlangen nach Nikotin	Magnesium phosphoricum Nr. 7 (reduziert das Verlangen)
ständiges Verlangen nach Nüssen	Kalium phosphoricum Nr. 5
ständiges Verlangen nach Salz, Salzigem	Natrium chloratum Nr. 8
ständiges Verlangen nach Saurem (Säure!)	Natrium phosphoricum Nr. 9
ständiges Verlangen nach Schokolade	Magnesium phosphoricum Nr. 7
ständiges Verlangen nach stark gewürzten Speisen	Natrium chloratum Nr. 8
ständiges Verlangen nach Süßigkeiten	Natrium phosphoricum Nr. 9
starr	Calcium fluoratum Nr. 1
stressig (auf Reaktionen aus)	Calcium phosphoricum Nr. 2
stressig (aufgedreht)	Kalium jodatum Nr. 15
stressig (unruhig)	Kalium bromatum Nr. 14
stressig (auf Applaus aus)	Calcium fluoratum Nr. 1
teilnahmslos	Kalium phosphoricum Nr. 5
theatralisch	Kalium chloratum Nr. 4
traurig (niedergedrückt)	Natrium phosphoricum Nr. 9
traurig (enttäuscht, frustriert)	Natrium chloratum Nr. 8
übel vor Aufregung	Kalium sulfuricum Nr. 6
übel vor Erschöpfung	Kalium phosphoricum Nr. 5
überdreht (im Gefühlshaushalt)	Kalium chloratum Nr. 4
überdreht (Schilddrüse)	Kalium jodatum Nr. 15
überfordert	Kalium phosphoricum Nr. 5
überschwänglich	Kalium chloratum Nr. 4
übertreibend	Natrium phosphoricum Nr. 9
unflexibel	Calcium fluoratum Nr. 1
ungeduldig	Ferrum phosphoricum Nr. 3

Gefühl	Mineralstoff
unruhig	Kalium bromatum Nr. 14
unsicher (Selbstwert)	Calcium fluoratum Nr. 1
unsicher (verlegen)	Magnesium phosphoricum Nr. 7
verärgert	Kalium sulfuricum Nr. 6
verkapselt	Calcium sulfuricum Nr. 12
verkrampft (Muskeln)	Calcium phosphoricum Nr. 2
verkrampft (Nerven)	Magnesium phosphoricum Nr. 7
verlassen (Einsamkeitsgefühl)	Kalium jodatum Nr. 15
verlegen	Magnesium phosphoricum Nr. 7
verschlossen	Calcium sulfuricum Nr. 12
verschnupft	Natrium chloratum Nr. 8
verzagt	Kalium phosphoricum Nr. 5
verzweifelt (energielos)	Kalium phosphoricum Nr. 5
verzweifelt (Unruhe)	Kalium bromatum Nr. 14
verzweifelt (niedergedrückt, depressiv)	Kalium jodatum Nr. 15
vorwurfsvoll	Natrium sulfuricum Nr. 10
wachsam	Kalium sulfuricum Nr. 6
wechselhaft (himmelhoch jauchzend – zu Tode betrübt)	Magnesium phosphoricum Nr. 7
wehmütig (am späten Nachmittag)	Kalium sulfuricum Nr. 6
weinerlich (aus Energiemangel)	Kalium phosphoricum Nr. 5
weinerlich (wegen Niedergeschlagenheit)	Kalium jodatum Nr. 15
Wut	Natrium sulfuricum Nr. 10
Zorn	Natrium sulfuricum Nr. 10

Literatur

Feichtinger, Thomas / Niedan, Susana: Antlitzanalyse in der Biochemie nach Dr. Schüßler, Der Bildatlas, Karl F. Haug Verlag: Stuttgart, 2002, 2. überarbeitete Auflage

Feichtinger, Thomas / Niedan, Susana: Gesund abnehmen mit Schüßler Salzen, Karl F. Haug Verlag: Stuttgart, 2002,

Feichtinger, Thomas / Niedan, Susana: Gesund durchs Jahr mit Schüßler Salzen, Karl F. Haug Verlag: Stuttgart, 2002, 2. Auflage

Feichtinger, Thomas / Niedan, Susana / Mandl, Elisabeth: Handbuch der Biochemie, Karl F. Haug Verlag: Heidelberg, 2003, 3. Auflage

Feichtinger, Thomas / Niedan, Susana: Praxis der Biochemie nach Dr. Schüßler, Karl F. Haug Verlag: Stuttgart, 2002, 2. Auflage

Feichtinger, Thomas / Niedan, Susana: Schüßler Salze für Frauen, Karl F. Haug Verlag: Stuttgart, 2000

Feichtinger, Thomas / Niedan, Susana: Schüßler Salze für Ihr Kind, Karl F. Haug Verlag: Heidelberg, 2001

Feichtinger, Thomas / Niedan, Susana: Schüßler Salze kurz & bündig, Karl F. Haug Verlag: Heidelberg, 2001

Feichtinger, Thomas: Psychosomatik in der Biochemie nach Dr. Schüßler, Karl F. Haug Verlag: Stuttgart, 2003

Herrmann, Prof. Dr. Konrad / Trinkkellner, Ute: Dermatologie und medizinische Kosmetik, Leitfaden für die kosmetische Praxis, Berlin: Springer Verlag, 1999

Peyrefitte, Gérard u. a.: Lehrbuch Kosmetik Grundlagen Grundstoffe Grundtechniken, Bern: Verlag Hans Huber, 1. Auflage, 2001

Peyrefitte, Gérard: Lehrbuch Anatomie und Physiologie der Haut für Kosmetikerinnen Strukturen Funktionen Veränderungen, Bern: Verlag Hans Huber, 1. Auflage, 2001

Umbach, Dr. Wilfried: Kosmetik Entwicklung, Herstellung und Anwendung kosmetischer Mittel, Weinheim: Wiley-VCH Verlag, 2. Auflage, 1995

Register

Adressen

Thomas Feichtinger
Mineralstoffe nach Dr. Schüßler, Energiefeld des Menschen, Persönlichkeitsbildung, Vorträge, Seminare, Kurse, Einzelberatung.
Brucker Bundesstraße 25A
A-5700 Zell am See
Telefon: 0043/(0) 6542/55 04 411
Fax: 0043/(0) 6542/55 04 44
E-mail: Thomas.f@sbg.at

Mag. pharm. Susana Niedan-Feichtinger
Biochemie nach Dr. Schüßler, Blütenessenzen nach Dr. Bach, Hausapotheke, Naturheilweisen, Inhaberin der Adler-Apotheke und der Adler Pharma.
Brucker Bundesstraße 25A
A-5700 Zell am See
Telefon: 0043/(0) 6542/55 04 4
Fax: 0043/(0) 6542/55 04 44
E-mail: susana.nf@adler-pharma.at

Vorträge, Seminare, Ausbildung, Auskünfte
Gesellschaft für Biochemie nach Dr. Schüßler und Antlitzanalyse (GBA)
Brucker Bundesstraße 31
A-5700 Zell am See
E-Mail: gba@sbg.at

Adler Pharma®
Die Adler Pharma ist ein Arzneimittelgroßhandel und spezialisiert auf die Biochemie nach Dr. Schüßler und die Produktion von Mineralstoff-Salben, -Gelen und -Cremegelen sowie von Mineralstoff-Körperpflegeprodukten. Eine umfangreiche Informationsplattform zur Biochemie nach Dr. Schüßler bietet Ihnen die Homepage der Adler Pharma:
www.schuessler-mineralstoffe.at
E-mail: adler-pharma@schuessler-mineralstoffe.at
Telefon: 0043/(0) 6542/55 04 4
Fax: 0043/(0) 6542/55 04 44

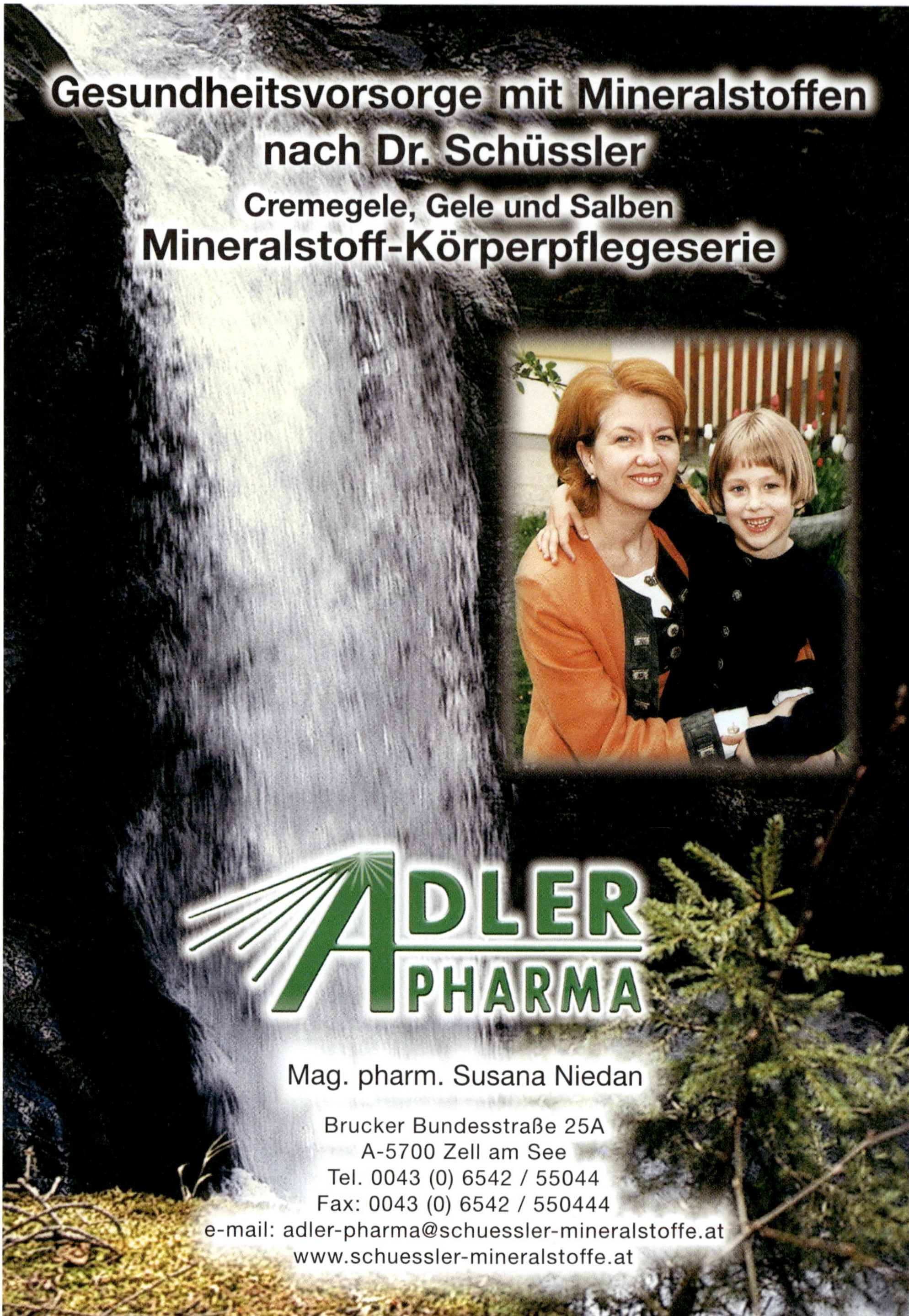
Gesundheitsvorsorge mit Mineralstoffen
nach Dr. Schüssler
Cremegele, Gele und Salben
Mineralstoff-Körperpflegeserie
ADLER
PHARMA
Mag. pharm. Susana Niedan
Brucker Bundesstraße 25A
A-5700 Zell am See
Tel. 0043 (0) 6542 / 55044
Fax: 0043 (0) 6542 / 550444
e-mail: adler-pharma@schuessler-mineralstoffe.at
www.schuessler-mineralstoffe.at